The Memorandum for Clinicians of
Interventional Ultrasound

介入性超声医学
临床医师备忘录

张全斌 ◎ 主编

科学技术文献出版社
SCIENTIFIC AND TECHNICAL DOCUMENTATION PRESS
·北京·

图书在版编目（CIP）数据

介入性超声医学：临床医师备忘录 / 张全斌主编. —北京：科学技术文献出版社，2021.5

ISBN 978-7-5189-7483-2

Ⅰ.①介… Ⅱ.①张… Ⅲ.①超声波诊断 Ⅳ.①R445.1

中国版本图书馆CIP数据核字（2020）第254028号

介入性超声医学：临床医师备忘录

策划编辑：张　蓉　责任编辑：吕海茹　陶文娟　责任校对：张吲哚　责任出版：张志

出　版　者	科学技术文献出版社
地　　　址	北京市复兴路15号　邮编100038
编　务　部	（010）58882938，58882087（传真）
发　行　部	（010）58882868，58882870（传真）
邮　购　部	（010）58882873
官方网址	www.stdp.com.cn
发　行　者	科学技术文献出版社发行　全国各地新华书店经销
印　刷　者	北京地大彩印有限公司
版　　　次	2021年5月第1版　2021年5月第1次印刷
开　　　本	889×1194　1/32
字　　　数	206千
印　　　张	7.25　彩插14面
书　　　号	ISBN 978-7-5189-7483-2
定　　　价	58.00元

编委会

前　言

　　1972 年 Goldberg 和 Holm 成功地研制出了带有中心孔的穿刺探头，首次使得在 B 型声像图中同时清晰地显示病灶和穿刺针尖，显著地提高了穿刺的准确性。之后因临床诊断和治疗的需要，超声引导下穿刺诊疗技术取得了长足的进步。1983 年在哥本哈根召开的世界介入性超声学术会议上，正式将它确定为现代超声医学的一个分支——介入性超声医学。其主要特点是在实时超声的监视或引导下，完成各种穿刺活检、X 线造影及抽吸、插管、注射药物治疗等操作。近年来，随着超声仪器设备、导向装置、穿刺针具和导管的不断改进与发展，以及操作技术的不断提高和经验的逐步积累，介入性超声医学已深入到临床各个学科领域，几乎覆盖到全身所有脏器及部位，从而成为临床医学不可或缺的重要组成部分。

　　介入性超声医学通过超声影像实时监测或动态引导，不但穿刺准确，而且创伤小，操作过程相对安全，诊疗效果可靠。实践证明，该项技术解决了许多内、外科难以解决的问题，有些操作甚至替代了外科手段。尤其是该技术具有超声设备小型化与可移动到床边的特点，以及操作简便、无辐射、费用相对低廉和术后皮肤不留瘢痕的优势，特别适合各级医疗机构开展应用。但是鉴于超声医学显像技术对操作者主观依赖性较强的局限性，加之国内临床超声医学专业的相对独立性（绝大多数医院超声医学为独立的学科），以及现今国内执业医师管理体制的要求，临床医师几乎没有机会熟悉或掌握介入性超声医学影像理论和技术，一定程度制约了国内该技术的发展。以往针对临床医师阅读的相关介入性超声医学专著较少，不能满足临床的需要。为了使临床医师快速了解介入性超声医学的技术优势、适应证、禁忌证、术前准备、注意事项、不良反应和并发症及其防治措施，并易于携带和随时查阅，以便加强与超声医学影像科医师或相关专业技术人员的沟通和密切协作，促进介入性超声医学在临床的推广应用，怀着这样的初衷，本书应运而生。编写组结合自身多年来开展介入性超声医学的临床实践经验，并参考《临床介入性超声学》（董宝玮主编）、《中华介入超声学》（陈敏华、梁萍、王金锐主编）和《中国介入超声临床应用指南》（中国医师协会超声医师分会编著）等相关文献，特别是近年来国内外介入性超声医学发展的新技术、新知识、新理论，编著了《介入性超声医学：临床医师备忘录》一书，旨在供临床医师和相关超声专业技术人员使用。该书编写简明扼要，直叙临床常用介入性超声技术。为节省篇幅和避免过多重复，本书没有纳入有关介入性超声医学中的具体操作技术与规程细节，以及超声内镜、术中超声或腔镜超声引导下介入和超声引导下产科胎儿介入等涉及专科领域较强的内容。如有需求者，请进一步查阅本书末尾所附的参考文献。

由于编者水平有限，书中难免存在不足和欠妥之处，敬请各位读者批评指正。

注：关于本书中所提到的药物，仅供阅读参考；具体应用，请参考药物使用说明书。

张全诚
2020年关于太原

目　录

第一章

甲状腺介入性超声

第一节　超声引导下甲状腺穿刺活检术

随着环境变化等因素的影响及高频超声检查技术的应用，甲状腺结节的发病率和检出率逐渐升高，其中绝大多数结节为良性，仅有约15%的结节为恶性。但由于不同病理类型甲状腺结节的临床处理和预后均有所不同，所以术前准确诊断甲状腺结节的良恶性尤为重要。

超声检查作为甲状腺疾病的首选检查方法，依据声像图特征可对结节的恶性风险程度进行评估，但仍有部分甲状腺结节的良恶性鉴别诊断存在困难。超声引导下甲状腺穿刺活检术是鉴别甲状腺结节良恶性的首选方法，其不仅能提高甲状腺癌术前的诊断准确率，对术后复发及淋巴结转移的诊断也很重要。甲状腺穿刺活检术包括细针穿刺抽吸细胞学检查（fine needle aspiration biopsy，FNAB）及粗针穿刺组织学检查（core needle biopsy，CNB）。

一、甲状腺细针穿刺抽吸细胞学检查

【目的】

对甲状腺结节或颈部淋巴结进行定性诊断，指导临床抉择治疗方案。

【适应证】

（1）最大径≥1 cm的结节，具有可疑恶性的超声征象。

（2）最大径≥1.5 cm的等回声／高回声实性结节，或实性部分呈偏心分布的囊实性结节。

（3）最大径＞2 cm的海绵状囊实性结节。

（4）最大径＜1 cm的结节，具有可疑恶性的超声征象，患者有甲状腺癌的高危因素或要求进一步诊治。

（5）甲状腺弥漫散在分布的钙化灶。

（6）高度怀疑甲状腺癌转移的颈部淋巴结。

（7）甲状腺癌外科手术后可疑复发病灶。

【禁忌证】

1. 绝对禁忌证

（1）患者不合作。

（2）原因不明的出血病史。

（3）有出血倾向：活化部分凝血活酶时间高于正常上限 10 秒，凝血酶原时间高于正常上限 3 ~ 5 秒，纤维蛋白原 < 1 g/L，血小板计数 < 50×10^9/L（50 000／mm^3），且聚集功能差，经临床会诊不能进行穿刺活检。

（4）近期应用抗凝血药物。

（5）严重高血压（收缩压 > 180 mmHg）。

（6）超声引导下不能确定穿刺安全路径。

2. 相对禁忌证 穿刺点局部皮肤感染者。

【操作前准备】

（1）完善血常规、凝血功能及血清检查（血清检查至少包括乙型肝炎表面抗原、丙型肝炎抗体、梅毒螺旋抗体、HIV 抗体）。

（2）了解超声检查结果，明确靶结节的位置、大小、数量及其与周围组织的关系，确定安全穿刺路径。

（3）穿刺前可进行超声造影检查：完全无增强的结节为良性，无须穿刺活检；有增强的结节，可针对造影可疑区域进行穿刺活检。

（4）超声仪器：甲状腺超声检查或穿刺引导首选配有高频线阵探头的高清晰超声诊断仪。

（5）穿刺用品应备齐，包括无菌穿刺包、消毒手套、碘伏、95%乙醇（俗称酒精）、玻片、铅笔、注射器针筒、22 ~ 27 G 穿刺针（如果需要做穿刺洗脱液基因检测需要相应试剂瓶）。

（6）备好麻醉药品和急救药品。

（7）向患者及其家属告知活检目的及可能发生的并发症和防范措施，嘱其签署介入超声穿刺知情同意书。

（8）指导患者配合穿刺。

【注意事项】

（1）行 FNAB 检查时应注意多方向穿刺，对结节进行多点取材，尤其对超声提示的可疑部位进行重点取材。

（2）对于位于被膜下的甲状腺结节，穿刺针应经过少许正常甲状腺组织再对结节进行穿刺。

（3）FNAB 穿刺前应指导患者进行呼吸练习，若在穿刺中患者出现吞咽或咳嗽应立即将穿刺针拔出。

（4）首次 FNAB 无法确诊的结节，可对结节进行再次 FNAB、组织活检或甲状腺癌分子标志物检测。

（5）对可疑淋巴结行 FNAB 时，联合 FNAB-Tg 冲洗有助于减少假阴性的结果。

（6）对于缺乏安全穿刺路径的甲状腺结节，可改用小微凸探头或者取与声束垂直的平面进针。

【并发症】

1. 出血和血肿　出血和血肿多由穿刺针损伤血管、压迫不及时或压迫部位不准确引起。血肿发生率极低，一般不严重。压迫止血是关键，可给予冰敷 30 ~ 60 分钟，通常有效。对于少量渗血的患者，局部加压 10 分钟即可止血；对于穿刺后出现大出血的患者，应让患者平卧休息，严密观察生命体征、颈部肿胀程度及出血量，运用多普勒超声判断出血部位，并快速局部压迫，应用止血药，不宜包扎，以便于随时超声观察；对于穿刺后形成血肿的患者，应严密观察患者有无呼吸困难的表现，并及时进行对症处理。

2. 声音嘶哑　发生率较低，是穿刺针损伤喉返神经所致，在超声引导下避开重要组织进行准确定位穿刺，可避免上述并发症。

3. 局部不适或疼痛　极少数患者在穿刺后可出现轻度疼痛或不适，疼痛可向耳后及颌下放射，一般不需要处理。如疼痛明显可用一般止痛药物处理。

二、甲状腺粗针穿刺组织学检查

【目的】

该技术是用具有切割作用的穿刺针切取甲状腺组织供组织病理学检查。可对甲状腺结节或颈部淋巴结进行定性诊断，特别适用于经细胞学检查未能明确或不能明确诊断的患者，以指导临床抉择治疗方案。

【适应证】

同 FNAB。

【禁忌证】

1. 绝对禁忌证

同 FNAB。

2. 相对禁忌证

（1）局部皮肤感染。

（2）甲状腺功能亢进症（简称甲亢），甲状腺或肿瘤组织内血流异常丰富。

（3）结节周边紧邻颈部大血管。

（4）结节直径＜1 cm，且紧邻前包膜。

【操作前准备】

（1）完善血常规、凝血功能及血清检查（血清检查至少包括乙型肝炎表面抗原、丙型肝炎抗体、梅毒螺旋体抗体和 HIV 抗体）。

（2）了解超声检查结果，明确靶结节的位置、大小、数量及其与周围组织的关系，确定安全穿刺路径。

（3）穿刺前可进行超声造影检查。完全无增强的结节为良性，无须穿刺活检；有增强的结节，可针对造影可疑区域进行穿刺活检。

（4）超声仪器：甲状腺超声检查或穿刺引导首选配有高频线阵探头的高清晰超声诊断仪。CNB 通常选择 18 ~ 21 G 活检针。

（5）穿刺用品应备齐，包括无菌穿刺包、消毒手套、甲醛溶液、活检针（如果需要做穿刺洗脱液基因检测需要相应试剂瓶）。

（6）备好麻醉药品和急救药品。

（7）向患者及其家属告知活检目的及可能发生的并发症和防范措施，嘱其签署介入超声穿刺知情同意书。

（8）指导患者配合穿刺。

【注意事项】

（1）对超声提示的可疑部位进行重点穿刺。

（2）穿刺前指导患者进行呼吸练习，在穿刺中若患者出现吞咽或咳嗽应立即将穿刺针拔出。

（3）首次 CNB 无法确诊的结节，可对结节进行再次 CNB 检查或甲状腺癌分子标志物检测。

【并发症】

1. 出血和血肿 穿刺针越粗，损伤越大，在满足诊断的前提下，尽量采用较细的穿刺针。穿刺后准确有效地压迫是减少出血的关键，如果穿刺后压迫不及时或压迫部位不准确，出现针道出血或血肿形成，可用超声观察出血和血肿部位，然后准确压迫出血点，以防止进一步加重。经上述处理效果不佳者，可静脉应用止血药，严重者血肿压迫气管，应及时行气管插管，甚至手术止血。血肿多在 1～2 日内消退，不需要特殊处理。

2. 声音嘶哑 发生率较低，由穿刺针损伤喉返神经所致，在超声引导下避开重要组织进行准确定位穿刺可避免上述并发症。

3. 气管损伤 可出现呛咳和咯血，嘱患者安静休息，避免紧张。呛咳症状明显者可肌内注射地西泮。

4. 局部不适或疼痛 极少数患者在穿刺后可出现轻度疼痛或不适，疼痛可向耳后及颌下放射，一般不需要处理。如疼痛明显可用一般止痛药物处理。

第二节　超声引导下甲状腺囊肿穿刺抽液及硬化治疗

甲状腺囊肿是临床常见的良性病变，绝大多数是由甲状腺腺瘤或结节性甲状腺肿内出血、胶质变性、坏死或退变形成，少数为甲状腺舌骨囊肿第四鳃裂残余所致。甲状腺囊肿通常因没有症状而易被忽略，当囊肿很大或有腺瘤内出血时，患者会因颈部凸出包块、疼痛、呼吸困难等症状就诊。因甲状腺多为良性病变，既往多使用超声引导下硬化剂注射的内科治疗方法，并常采用无水乙醇作为硬化剂，但近年因无水乙醇供货链断裂，聚桂醇（参见附录一）逐渐成为甲状腺囊肿注射治疗的新选择。

【适应证】

超声检查为甲状腺囊性病变，囊性成分占 90% 以上及囊腔最大径线 > 2 cm；病史在 3 个月以上（期间复查囊腔变大或未见明显缩小）或病史短暂但结节疼痛和（或）影响美观。

【禁忌证】

超声检查示囊内存在富血供乳头状结节及沙粒样钙化等疑为恶性病变的部分，并被 FNAB 证实；甲状腺癌家族史。如果拟用乙醇或聚桂醇硬化治疗，凡有乙醇或聚桂醇过敏史者，或近期应用头孢类抗菌药物者应列为禁忌证。

【术前准备】

18 G 或 16 G PTC 穿刺针。所有的患者均签署超声介入治疗知情同意书。拟定治疗方案，穿刺抽尽囊液，并注入不超过囊液体积的生理盐水反复多次冲洗至冲洗液颜色清亮。硬化剂多用 99% 医用无水乙醇注射液或 1% 聚桂醇注射液（10 mL : 100 mg）。无水乙醇用法：注入 2% 利多卡因适量麻醉囊壁，囊腔内注入无水乙醇，常规注入量为囊腔抽出液体量的 1/4 ~ 1/3，抽出所注无水乙醇，再重复 1 ~ 3 次（末次保留 1 ~ 3 分钟后全部抽尽并拔针。聚桂醇用法：囊腔中注入 1% 聚桂醇注射液，注入量为囊腔抽出液量的 1/4 并留置（总量不超过 50 mL）或反复冲洗，并固定 10 分钟后抽尽，再注入抽出液体量的 1/4 聚桂醇泡沫硬化剂后拔针（聚桂醇泡沫硬化剂制备方法请见附录一）。

【临床疗效评价】

治疗后 1 周、1 个月、3 个月和 6 个月复查经过治疗的甲状腺结节情况，根据甲状腺囊性病变残存囊腔的体积（$V = \pi/6 \times$ 长 × 宽 × 高）大小判断疗效：①临床治愈：囊腔消失；②显著有效：甲状腺囊性病变残存囊腔体积缩小 > 90%；③有效：甲状腺囊性病变残存囊腔体积较治疗前缩小 > 50%；④无效：甲状腺囊性病变残存囊腔体积缩小 ≤ 50%。

治疗后 3 个月回访复查超声，记录囊腔的大小。治疗前和治疗后 3 个月用放射免疫分析法分别测定患者血游离三碘甲状腺原氨酸（FT_3）、血游离甲状腺素（FT_4）、血促甲状腺激素（TSH）、甲状腺过氧化物酶抗体（TPOAb）、甲状腺球蛋白抗体（TgAb）和甲状腺球蛋白（Tg）水平，评判甲状腺功能及甲状腺相关抗体滴度的改变。

【不良反应和并发症防治】

聚桂醇本身具有局部麻醉效果，故无类似无水乙醇注入后渗入组织而产生的疼痛及醉酒样反应，仅出现颈部穿刺部位胀痛，休息30分钟后多数消失；穿刺时要避开重要血管及避免喉返神经损伤。为防止穿刺后出血，在拔出穿刺针后，立即按压穿刺点，包扎后嘱患者用手按压穿刺部位 5 ~ 10 分钟，30 分钟后复查超声。术后 3 个月和 6 个月进行随访，评价临床疗效和观察有无并发症。

【临床价值和意义】

甲状腺囊性病变绝大多数属于良性疾病，传统治疗一般采取手术切除，但手术治疗具有创伤大、费用高、容易产生并发症等缺点。随着超声诊断水平的不断提高，尤其是高频超声的广泛使用，使术前鉴别甲状腺囊性病变的良恶性成为可能。超声介入治疗技术的不断发展和应用，为甲状腺良性结节囊性变的治疗开辟了新的途径。

聚桂醇硬化剂治疗囊性病变的机制是破坏囊壁细胞，使其脱水、凝固变性，产生无菌性炎症使囊腔塌陷、粘连、纤维化后闭合消失。无水乙醇为常用硬化剂，虽然其疗效确切但不良反应较明显。国内学者已有报道聚桂醇注射液硬化治疗甲状腺囊性病变，其疗效显著且无明显不良反应。聚桂醇最大优点在于注射时无刺激性，使治疗更容易在门诊进行。文献报道聚桂醇与无水乙醇硬化剂治疗甲状腺囊性病变均可取得肯定疗效，但聚桂醇治疗组不良反应发生率明显低于无水乙醇组，患者更易于接受，值得推广应用。

第三节　超声引导下甲状腺结节热消融治疗

超声引导下甲状腺结节热消融（射频、微波、激光）治疗是一种体内原位灭活肿瘤以达到局部根治（热切除）的技术手段。其具有损伤小、恢复快、可重复，以及具有美观效果且能保留甲状腺功能等特点，近年来已作为部分甲状腺良性结节、甲状腺微小癌及其颈部转移性淋巴结非外科手术治疗的替代方法之一，逐步受到临床的高度重视。

【适应证与禁忌证】

（一）甲状腺良性结节

1. 适应证 需同时满足 1 ~ 3 条并满足第 4 条之一。

（1）超声提示良性，FNAB 病理 FNA-Bethesda 报告系统报告为 Ⅱ 类，或术前组织学活检病理证实为良性结节。

（2）患者无儿童期放射治疗史。

（3）患者充分知情情况下要求微创介入治疗，或拒绝外科手术及临床观察；

（4）同时需满足以下条件之一：①自主功能性结节引起甲亢症状的；②患者存在与结节明显相关的自觉症状（如异物感、颈部不适或疼痛等），或影响美观，要求治疗的；④手术后残余复发结节，或结节体积明显增大。

2. 禁忌证 符合下列任意一条即排除。

（1）巨大胸骨后甲状腺肿或大部分甲状腺结节位于胸骨后方（对无法耐受手术及麻醉者，可考虑分次消融或姑息性治疗）。

（2）对侧声带功能障碍。

（3）严重凝血功能障碍。

（4）重要脏器功能不全。

（二）甲状腺微小乳头状癌

至今没有足够的循证医学证据证明热消融对原发性甲状腺微小乳头状癌治疗的有效性，故不推荐将热消融治疗作为甲状腺微小癌治疗的常规手段。国内有专家共识《甲状腺良性结节、微小癌及颈部转移性淋巴结热消融治疗专家共识（2018 版）》在严格遵循相关法律法规、严格遵循医学伦理和伦理审查流程，尤其是患者充分知情的情况下，对符合以下适应证的患者，不反对开展前瞻性临床研究，探索治疗的有效性和安全性，以明确热消融治疗是否适用于甲状腺癌的治疗及其治疗适应证，要求开展此前瞻性临床研究的手术操作医师需具备副主任医师及以上职称，从事甲状腺消融治疗工作 2 年以上。

1. 适应证 需同时满足以下 9 条。

（1）非病理学高危亚型。

（2）肿瘤直径 ≤ 5 mm（对肿瘤四周均未接近包膜者可放宽至直

径≤ 1 cm），且结节距离内侧后包膜＞ 2 mm。

（3）无甲状腺被膜受侵且无周围组织侵犯。

（4）癌灶不位于甲状腺峡部。

（5）无多灶性甲状腺癌。

（6）无甲状腺癌家族史。

（7）无青少年或童年时期颈部放射暴露史。

（8）无淋巴结或远处转移证据。

（9）患者经医护人员充分告知后，仍拒绝外科手术，也拒绝密切随访的。

2．禁忌证　符合下列任意一条即排除。

（1）颈部或远处发现转移。

（2）癌灶短期内进行性增大（6 个月内增大超过 3 mm）。

（3）病理学高危亚型（高细胞亚型、柱状细胞亚型、弥漫硬化型、实体 / 岛状型、嗜酸细胞亚型）。

（4）对侧声带功能障碍。

（5）严重凝血功能障碍。

（6）重要脏器功能不全。

（三）颈部转移性淋巴结

对符合以下适应证的患者，在充分告知前提下，可选择热消融治疗。

1．适应证　颈部转移性淋巴结需同时满足以下条件。

（1）根治性治疗后，颈部淋巴结再次复发转移的。

（2）影像学提示转移性，FNA 证实转移性淋巴结。

（3）经评估，患者存在手术困难且自身条件不能耐受外科手术或患者主观意愿拒绝外科手术治疗的。

（4）转移性淋巴结 ^{131}I 治疗无效或患者主观意愿拒绝 ^{131}I 治疗的。

（5）转移性淋巴结能够与大血管、重要神经分离且有足够安全的操作空间。

2．禁忌证　符合下列任意一条即排除。

（1）病灶位于Ⅵ区的转移性淋巴结，其病灶对侧声带功能不正常。

（2）严重凝血功能障碍。

（3）重要脏器功能不全。

【术前准备】

（1）患者进行相应体格检查，询问病史，有心脑血管疾病及糖尿病者，术前应积极治疗基础疾病，调整身体状态。

（2）术前检查血常规、血型、尿常规、大便常规、凝血功能、传染病、肿瘤标志物、甲状腺功能 8 项、甲状旁腺激素（PTH）、降钙素、生化全套、胸部 X 线片、心电图、肺功能、喉镜、颈部增强 CT 或 MRI、超声造影（推荐超声造影检查，不做强制要求）等。

（3）充分告知患者或其法定代理人患者疾病情况、治疗目的和风险、当前治疗现状及替代治疗方法，并术前签署知情同意书。

（4）患者术前、术后均禁食 4 小时 以上，手术通常采用局部麻醉，根据患者的实际病情及疼痛耐受情况也可选择（或调整为）局部神经阻滞、静脉全身麻醉、针刺复合麻醉等，以便患者更好配合。

（5）建立静脉通路，方便静脉给药。

【疗效评价】

（1）可在消融前、消融中、消融后分别进行病灶的超声影像学检查（超声造影更佳）作为消融术后即刻和消融术后随访疗效的主要评价指标。

（2）热消融治疗后 3 个月、6 个月、12 个月随访行影像学检查观察治疗病灶坏死情况，病灶大小，计算体积及结节缩小率。治疗病灶缩小率：〔（治疗前体积 − 随访时体积）／治疗前体积〕×100％。

（3）记录症状改善情况、相关并发症及其治疗、恢复情况。甲状腺肿瘤及其颈部转移性淋巴结热消融患者随访时需检测甲状腺功能指标及相应标志物等。

（4）有条件的医疗单位可考虑术后（一般在术后 1～3 个月以后的复查过程中）通过穿刺病理检查判断疗效的确切性。

【注意事项】

（1）如患者在热消融过程中不能忍受疼痛或有明显不适，应减小消融功率或暂停消融，或改变麻醉方式，必要时分次消融。

（2）术中需监护并密切观察患者的心率、血压、血氧饱和度等生命体征。

（3）因肿瘤较大或其他因素，部分患者可能存在消融不完全，可能需要多次或分次消融，部分患者甚至需要中转开放性手术；由于肿瘤的特殊性，消融后仍存在肿瘤复发增大的可能，术后需定期复查随访。

（4）术前与患者及其家属或法定代理人做好充分沟通，规范告知，使其充分知情，并术前签署知情同意书。

【术后并发症及处理】

1. **出血**　由于大部分消融本身具备凝血功能，故术后出血发生率较低。出血多发生在腺体表面，少数在腺内或囊内；在穿刺过程中伤及皮下血管可引起皮肤瘀斑。部分出血可通过热消融凝固止血，对于已经形成的血肿，可通过超声进行动态观察，并通过局部压迫控制出血的进一步发展。出血控制后，酌情给予加压包扎、冰敷，以防止再次出血，一般血肿会自行吸收。罕见情况如出血不能控制，尤其是影响呼吸的时候需及时手术减压处理。

2. **疼痛**　少部分患者术后会出现轻微痛感或放射痛，大部分患者可耐受，随时间的延续逐渐减轻。对于少数患者持续疼痛，需进一步查明原因，必要时通过暂停消融、追加麻醉药物、颈丛神经阻滞等方法，进行针对性止痛、对症处理。

3. **喉返神经和喉上神经损伤**　热消融操作不当或肿瘤粘连可损伤喉上神经和喉返神经，部分为热消融过程中，热量通过甲状腺肿瘤及其周围组织传导，引起喉返神经、喉上神经灼伤或热损伤。喉返神经损伤常引起同侧声带麻痹，有时单侧声带麻痹没有任何症状，但大多数单侧声带麻痹的患者伴有声音的症状，从较轻的声音容易疲劳到比较严重的声音嘶哑。通常随时间的延续患者症状逐渐减轻，绝大多数患者在 3 ~ 6 个月内恢复，可予以激素、神经营养药物等。双侧喉返神经损伤、呼吸问题可导致严重的上呼吸道梗阻，常需要紧急气管切开或者紧急气管插管。喉上神经外支受损主要导致环甲肌麻痹，患侧声带张力减低，发声时可出现音调降低、音域变窄、嗓音低沉无力、最大发音时间缩短、无法高声言语或呼喊等音质改变。

4. **肿瘤未控**　由于肿瘤的特殊性，或术中出现不可预知的情况包括并发症等，导致消融手术失败，部分情况可能需及时中转或择期外科手术（另注：这种情况下，为减少局部粘连，对于不影响生存期和生活质量的择期手术，建议考虑在消融术后 3 个月之后再行外科手术）。

第二章

乳腺介入性超声

第一节　超声引导下乳腺穿刺活检术

乳腺疾病是危害女性身心健康的疾病，术前明确乳腺实质病变的良恶性、了解恶性肿瘤的分化程度及转移情况，对于乳腺疾病确定治疗方案及抉择手术方式尤为重要。超声引导下的乳腺粗针及真空辅助旋切穿刺组织学活检因定位准确、操作安全等优势得到了广泛的应用。

【目的】

（1）鉴别乳腺病变的良恶性，为临床确定治疗方案提供依据。

（2）确定恶性肿瘤的病理组织分型，获取免疫组化结果，为内科治疗提供依据（如内分泌治疗、新辅助化疗等）。

（3）为不可触及的乳腺病变（nonpalpable breast lesion，NPBL）做术前和术中定位。

【适应证】

（1）超声发现不可触及的可疑乳腺占位性病变。

（2）可触及的较大实质性肿块，临床怀疑恶性需明确诊断。

（3）对成分混杂的病变（可能含有坏死组织）或含钙化等质地硬韧的病变。

（4）超声提示乳腺影像报告和数据系统（breast imaging-reporting and data system，BI-RADS）分级 4 级及以上或部分 3 级病变，需要明确诊断。

（5）MRI 或钼靶提示可疑乳腺恶性病变者。

（6）超声提示乳腺良性肿瘤，旋切或消融治疗前需明确诊断。

（7）患者不适宜接触 X 线。

【禁忌证】

1. 绝对禁忌证

（1）有明显出血倾向及凝血功能障碍。

（2）有严重高血压、糖尿病。

（3）患者意识障碍不能配合诊疗。

（4）有严重心肺疾病、严重恶病质不耐受穿刺。

（5）疑为乳腺血管瘤。

2．相对禁忌证

（1）乳腺内置有假体。

（2）女性月经期间。

（3）女性妊娠期间。

（4）局部皮肤感染。

【术前准备】

（1）术前查凝血功能、血常规、传染病指标（至少包括乙型肝炎表面抗原、丙型肝炎抗体、梅毒螺旋体抗体和 HIV 抗体）等，测量血压。

（2）术前 1 天清洁身体；停用抗凝血药物及具有活血功能的保健品 5 ~ 10 天。

（3）术前向患者及家属交代病情，详细告知术中、术后可能出现的并发症及处理方法，嘱其签署介入超声穿刺知情同意书。

（4）备齐急救药品及物品。

（5）穿刺用品包括无菌穿刺包、无菌手套、2% 盐酸利多卡因注射液、标本固定液、穿刺针（如 14 G、16 G、18 G 或真空辅助旋切针）等。

【注意事项和并发症】

1．术中注意事项

（1）严格无菌操作，穿刺部位遵循就近及美观原则。

（2）穿刺时活检针尽量与胸壁平行，避免穿刺针进入胸腔；尽量使用同一个进针通道来进行肿块的多方位穿刺，避免针道播散；必要时可于穿刺点皮肤先切开 2 ~ 5 mm 小口，便于穿刺。

（3）取样可包括病变组织及周围的乳腺组织。

（4）多个肿块或双侧乳腺活检，先穿刺恶性风险小的病灶；如性质难以确定时，可更换穿刺针，避免癌细胞随针道种植转移。

（5）术中随时注意压迫止血。

（6）如果病灶靠近皮下、贴近胸壁或病灶周围血流信号丰富，穿刺点局麻后可在病灶周围注射肾上腺素与生理盐水混合液（1：10 000），以分离肿块与周围组织，收缩周围血管，减少术中出血。

（7）真空辅助旋切术后，可在病灶手术区置入钛夹进行定位标记，以备后续随访或手术定位。

（8）前哨淋巴结（sentinel lymph node，SLN）的穿刺：SLN 是指肿瘤淋巴引流区域的第一站淋巴结，是区域淋巴结中最容易被肿瘤侵犯的淋巴结，通过对 SLN 的病理检查，可以预测整个淋巴引流区域是否受到肿瘤侵犯。临床腋窝淋巴结阴性，将进行手术的乳腺癌或多中心性病变的患者；或将进行乳房切除术的乳腺导管原位癌（ductal carcinoma in situ，DCIS）患者；乳腺和（或）腋窝手术前，进行新辅助全身治疗的患者，可进行 SLN 活检。但是计划行保乳手术的大型或局部晚期浸润性乳腺癌（肿瘤分期 T_3/T_4）、炎性乳腺癌、DCIS 等患者或妊娠期女性，不应该接受 SLN 活检。穿刺前注射示踪剂（蓝染料如亚甲蓝、异硫蓝及纳米碳等，放射性胶体如 ^{99m}Tc- 葡萄糖、^{99m}Tc- 硫化锑胶体、^{99m}Tc- 硫胶体等，脂质体显像等）进行淋巴显像，根据显像结果于术中对阳性淋巴结进行穿刺，取组织做病理检查，根据病理结果决定是否需要进一步行腋窝淋巴结清扫。

（9）超声造影和超声弹性成像的引导穿刺：可于术前对病灶进行超声造影检查，明确病灶整体血供情况、异常血供显示范围及内部是否含有非活性区域（造影无灌注区），帮助术者选择合适穿刺针型及确定有效穿刺路径。超声弹性成像可判断病灶整体硬度及分布情况，通过术前预测病灶质地，选择合适型号的穿刺针，对质地不均病变靶向穿刺质硬区域，均有助于提高穿刺准确性。

2. 术后注意事项

（1）压迫止血：穿刺后，对穿刺点消毒，并用无菌纱布加压 10 ~ 20 分钟，注意观察伤口有无血性渗出，如有渗出，及时在无菌条件下更换纱布，并加压。

（2）预防感染：由于创伤小，穿刺过程中严格执行无菌操作，一般无须服用抗生素，穿刺后当天穿刺部位保持干燥，避免穿刺点感染。

（3）一般护理：术后观察患者生命体征 60 分钟，无异常方可离开，同患者及家属交代上述术后注意事项。术后患者穿刺部位轻微疼痛，不需要特殊的处理，对痛觉敏感的患者可适当给予止痛药物。

3. 早期并发症

（1）疼痛、感染、发热、出血等，尤以出血最常见。

（2）气胸、胸膜反应、呼吸急速、呼吸困难、迷走反射、休克等麻醉意外。

（3）血压波动明显、心率变化、心律失常、心搏骤停。

（4）血管、神经及邻近组织器官损伤。

（5）其他。

4. 晚期并发症

（1）伤口愈合延迟或不愈合。

（2）肿瘤针道转移。

（3）肿瘤破裂、出血等须转外科行急诊手术。

（4）乳腺导管损伤，引起乳汁分泌不畅。

（5）其他。

第二节　超声引导下乳腺肿瘤消融治疗

乳腺纤维腺瘤和乳腺纤维腺病在临床上的主要处理手段是外科手术治疗或随访。手术治疗损伤较大，易遗留瘢痕，影响美观，尤其是对于多发结节的患者；而随访过程中部分患者心理负担重，影响生活质量。热消融技术应用于乳腺良性结节的治疗具有较好疗效，主要有微波、射频、激光等。本节主要介绍微波消融治疗，射频消融和激光消融与微波消融技术方法和结果相似。

【目的】

（1）减轻患者的临床症状与体征，提高生活质量。

（2）灭活肿瘤，使结节缩小或消失，避免手术或随访带来的影响。

【适应证】

（1）结节位于腺体内部，病理活检证实为良性结节。

（2）乳腺触及包块、疼痛，患者担心恶变，影响日常生活。

（3）肿块与皮肤及胸筋膜的距离建议在 5 mm 以上，≤ 5 mm 需注射液体隔离带。

（4）建议肿瘤的最大径 ≤ 30 mm，单发或多发结节。

（5）患者因美容或惧怕心理等原因拒绝手术或不能耐受手术切除。

【禁忌证】

（1）有较严重的凝血功能障碍。

（2）全身其他任何部位存在急性或活动性的感染性疾病。

（3）严重高血压、糖尿病及心肺功能不全。

（4）肿块 > 30 mm 为相对禁忌证。

（5）妊娠期或哺乳期。

（6）病理证实为恶性的结节为相对禁忌证。

（7）超声不能显示的病变。

【术前准备】

（1）了解结节情况。

（2）穿刺活检，明确病理学诊断。

（3）常规检查出血时间、凝血时间及凝血酶原时间。

【注意事项】

（1）消融过程中需要实时观察消融范围的变化及电极针的位置，避免电极针偏离消融靶目标而导致消融不全及周围重要脏器受到损伤，尤其是对于距离皮肤及胸肌筋膜较近或靠近乳头的结节。

（2）皮肤穿刺点通常选择在距肿物 1 ~ 2 cm 处，优先选择远离乳头方向的外侧进针，穿刺方向尽量与皮肤走行方向平行。结节较小者直接穿刺肿瘤中央，采用固定式消融；结节较大者采取多点式、移动消融，由深到浅逐层消融。

（3）多结节消融时，尽量减少皮肤切口数量，一口多瘤。除特殊情况外，活检、隔离液注射、消融穿刺点尽量选择同一穿刺路径。

（4）对于距离皮肤或胸筋膜较近（< 5 mm）的结节，可以在皮下或乳腺后间隙内注入隔离液，也可采用皮肤悬吊、下压、上挑等手术操作及局部放置冰水袋预防皮肤烫伤。

（5）乳腺结节微波消融治疗后发生出血概率相对较小，对于血供丰富存在出血风险者可行局部加压包扎，避免术后血肿形成。

（6）选择适宜的消融功率和时间匹配也很重要。精确进针及合理的布针设计是保证消融彻底的关键。对于较大的结节，可以采用"移动式"消融技术，合理设计布针方案，由深到浅消融，防止遗漏。

（7）造成消融不全的可能原因：①受超声技术的制约，难以对病变进行准确的全方位观察，使定位和实时导航出现偏差；②结节较大、内有纤维间隔或周边血供丰富，致使热量扩散受限或热沉效应，造成肿瘤内温度不均，消融不完全；③由于结节形态不规则，不宜达到适形消融而导致的残留；④结节位于特殊部位，使进针的位置、角度受到限制，消融范围不足，也难以实现完全消融；⑤结节靠近皮肤，因防止烫伤皮肤而导致消融不全。

【不良反应和并发症预防】

1. **乳导管轻度扩张**　治疗后 1 周 ~ 1 个月内消失。

2. **消融区局部出现轻度胀痛、刺痛**　给予物理治疗后 8 ~ 12 小时症状缓解或消失，一般无须服用止痛药物。

3. **局部脂肪液化**　较小者可吸收消失，较大者可在超声引导下穿刺抽液。

4. **局部皮肤出现红肿或烫伤**　由结节距离皮肤较近及能量高造成，及时给予局部降温处理或增加液体隔离带等方法可预防。

【临床价值】

超声引导下经皮热消融乳腺良性结节可使病变凝固性坏死，结节逐渐缩小或消失，患者临床症状及体征缓解或消失，并发症少。与射频、激光治疗的疗效和并发症基本一致，可采用超声造影、超声弹性成像、穿刺活检和 MRI 评估消融治疗的疗效。乳腺良性结节的微波治疗安全、有效、可行。该治疗创伤小、恢复快，一般不引起乳房外形改变，符合美观要求，不留瘢痕，并发症少，而且简便易行、治愈率高、可门诊治疗，是治疗乳腺良性结节的新方法。

第三章

浅表淋巴结介入性超声

　　高分辨率超声引导下浅表淋巴结穿刺活检定位准确、微创、并发症发生率低、局部麻醉、操作时间短、安全经济、简便易行，对鉴别良恶性肿瘤性质及分期有重要意义。此外，还能对转移性浅表淋巴结进行精准的无水乙醇消融或热消融，也可以完成放射性粒子植入等治疗。

第一节　超声引导下浅表淋巴结穿刺活检术

【适应证】

（1）临床或影像学检查发现异常淋巴结，疑为恶性但无法明确。

（2）淋巴结肿大需要得到病理结果进行分期或确定治疗方式。

【禁忌证】

（1）妊娠期为相对禁忌证。

（2）对麻醉药物过敏。

（3）出凝血功能异常或服用抗凝剂、抗血小板药物等或存在凝血功能障碍疾病。

（4）局部皮肤存在明显炎症或无合适进针路径。

【术前准备】

（1）完善血常规、凝血功能等相关实验室检查。

（2）影像学检查结果，明确靶结节的位置、大小、数量、与周围组织的关系，确定安全穿刺路径。

（3）超声仪器：浅表淋巴结穿刺首选配有高频线阵探头的高清晰超声诊断仪。

（4）穿刺用品应备齐。

（5）备好麻醉药品和急救药品。

（6）向患者及其家属告知活检目的及可能发生的并发症和防范措施，嘱其签署介入超声穿刺知情同意书。

【注意事项】

（1）为保证穿刺活检的安全及取材效率，穿刺应全程于超声监测下进行，穿刺针应全程显示。

（2）部分淋巴结活动度较大，需要超声探头及手指同时固定淋巴结。

（3）对于相邻的小淋巴结可以一次同时穿刺多个，以增加取材量。

（4）对于血管旁小淋巴结，特别是颈静脉角处，穿刺角度及长度均受限，此时可以采用提前发射的方法，以确保穿刺的安全性。

（5）必要时可先行超声造影，以避开坏死区域。

（6）穿刺时注意皮下较大静脉，如颈外静脉，因其位置表浅，在探头加压时难以显示，如果损伤容易引起不必要的出血。

【不良反应和并发症防治】

常见并发症为出血或感染。穿刺时应避开血管，因浅表淋巴结位置表浅，一旦有出血，可压迫止血；严格按无菌操作规程进行，如果出现感染，可进行针对性的抗感染治疗。

第二节 超声引导下转移性淋巴结热消融治疗

【适应证】

（1）病理证实为转移性淋巴结。

（2）曾行或正在进行系统治疗，转移性淋巴结未能有效控制。

（3）曾行放射治疗，转移性淋巴结未能有效控制。

（4）超声能够清晰显示，有安全进针路径。

（5）全身状况不能耐受手术或其他治疗。

【禁忌证】

（1）凝血功能障碍，有严重出血倾向。

（2）放射治疗已经导致皮肤破溃或治疗部位感染。

（3）转移性淋巴结接近重要结构，消融治疗可能引起神经或其他重要结构损伤。

（4）淋巴结广泛转移，预测治疗效果不佳。

（5）严重心肺等重要脏器功能障碍而不能耐受治疗。

【术前准备】

（1）实验室检查血常规、生化、传染病血清四项、凝血四项、血糖及原发病相关的特殊检查等。

（2）术前停止抗凝治疗或停用抗血小板药物 1 周。

（3）备好局麻药品、急救药品和心肺复苏等相关设施。

（4）签署知情同意书。

（5）术前禁食水 8 小时，常规建立静脉通道。

【并发症及其预防和处理】

文献报道，并发症主要有神经损伤导致的相应症状，另外还有电极植入及消融导致的相邻脏器的损伤。其他可能出现的并发症包括疼痛、咳嗽、血肿、呕吐及皮肤灼伤等。介入操作医师应掌握局部解剖结构和相邻重要器官，充分认识上述并发症，并在操作中避免或减少并发症的发生。一旦出现并发症，可以进行对症处理。

第四章

超声在心脏及大血管介入术中的应用

早期的房间隔缺损（atrial septal defect, ASD）、室间隔缺损（ventricular septal defect, VSD）、动脉导管未闭（patent ductus arteriosus, PDA）、主动脉瓣及二尖瓣病变主要是通过外科手术，在全麻下建立体外循环、开胸治疗，此手术对患者的创伤大，且手术时间长。随着外科技术的改进，出现了机器人技术及小切口技术，但仍有一定的限制和创伤。后来随着介入技术的成熟，在放射线的支持下经股静脉行 ASD、VSD、PDA 及左心耳的封堵，但该技术存在患者及医护人员都要暴露在 X 线下操作、一旦操作失败或出现并发症不能及时进行手术治疗的缺点。

随着超声技术和介入技术的融合发展及杂交手术室的建立，目前已逐步开展经胸或经食管超声监控下经外周血管行房、室间隔缺损封堵术，动脉导管未闭封堵术，经导管主动脉瓣置入术及二尖瓣修补术等。此手术的优点是创伤小，不需用体外循环，手术时间短，患者及医护人员均不用暴露在 X 线下，如果封堵不成功可立即行外科手术。这种微创手术方式结合了超声及放射的优势，具有较大的实用价值和应用前景。现就超声在心脏介入方面的应用进展做一介绍。

一、超声在心脏介入封堵治疗中的应用

【优势】

（1）超声引导心脏介入封堵术具有实时、微创、精准、分辨率高、能够多切面多角度同时显示心脏二维结构功能及血流方向等优点。

（2）超声能够对术前、术中、术后情况实时评估，防止严重并发症的发生。

（3）与放射介入相比较，超声具有无辐射损伤的优点，尤其对儿童及妊娠期女性的损伤更小。

【局限性】

（1）临床医师对图像空间解剖、异常彩色血流辨认困难。

（2）超声受气体、体位、操作手法及切面的影响，图像质量及测量差异较大。

（3）同一超声图像可能存在不同的病因，不同的超声图像可能是同一病因。如同样是心腔内低弱回声团，其性质可能为血栓、赘生物、良性肿瘤或恶性肿瘤等。

【共同禁忌证】

（1）缺损过大或与现有介入器材不匹配，介入治疗易导致严重并发症。

（2）导管插入处有静脉血栓形成，介入器材安置处有血栓存在。

（3）重度肺动脉高压和右向左分流而有发绀（艾森门格综合征）。

（4）术前明显的房室传导阻滞或束支传导阻滞，术中三度房室传导阻滞频发或恢复不良。

（5）合并其他先天性心脏畸形不能进行介入治疗，需要外科治疗。

（6）脓毒血症（局部或全身性感染），反复肺部感染史，术前1个月内的任何类型的严重感染性疾病、恶性病变，预计寿命小于3年者。

（7）心内膜炎，心内有赘生物，或引起菌血症的其他感染。

（8）患者有经食管超声心动图（transesophageal echocardiography，TEE）检查禁忌证，或对封堵器材料高度过敏。

（9）有活动性出血或凝血功能明显障碍。

（10）急性心肌梗死或近期发生心肌梗死（＜3个月）。

【共同并发症及处理】

1. **心律失常** 超声心动图可监测不同类型心律失常及寻求引起心律失常的病因。房性期前收缩、室性期前收缩、心动过速、房室传导阻滞等较为常见，其原因可能为封堵材料或导管对心肌的刺激。大部分心律失常能自行缓解或消失，少部分患者给予营养心肌药物、地塞米松等治疗后能缓解。极少数患者给予药物治疗后仍然是三度房室传导阻滞，这时应该取出封堵器行外科治疗。

2. **残余分流** 超声心动图可实时评估残余分流及分流程度，由于封堵前确定缺损大小误差大，缺损大而选的封堵器较小，如残余分流≤5 mm可不予处理，如残余分流≥5 mm需要更换较大尺寸的封堵器或选择外科修补。

3. **冠状动脉空气栓塞** 超声心动图可用于监测心腔内气体、冠脉血流及识别室壁运动异常，判断是否存在冠状动脉空气栓塞。处理措施：此时应该立即给予吸氧，应用扩血管药物，如口服硝酸甘油等。

4. 血栓栓塞　超声心动图可实时直观显示心腔、左心耳内及封堵器表面的血栓，从而预防血栓形成，对介入时或介入后抗凝血药物的正确、合理运用至关重要。

5. 封堵器位置不当或脱落　超声心动图可实时观察封堵器的位置，封堵器距离瓣膜太近可损伤瓣膜导致反流，需要调整封堵器位置或更换尺寸较小的封堵器，必要时行外科手术治疗。一旦发现封堵器脱落，需立即进行手术或通过介入的方法取出封堵器。

6. 心脏压塞　超声心动图能立即发现心脏压塞。处理措施：可在超声引导下立即进行心包穿刺引流，给予鱼精蛋白中和肝素抗凝作用，如效果不好则行急诊外科开胸手术治疗。

7. 动脉夹层或刺破鞘管途经血管　超声还可发现动脉夹层或刺破鞘管途经血管，一经发现需及时外科手术处理。

8. 穿刺部位血肿、假性动脉瘤或动静脉瘘　可采用压迫或手术修补。

【共同注意事项】

（1）术前超声准确评估途经血管、病变大小及位置，观察手术前后心包内积液量的变化。

（2）术中超声准确引导穿过缺损处或房间隔，评估封堵器的稳定性、对周围组织的影响、残余分流等。

（3）术后超声评估封堵器的稳定性、对周围组织的影响、残余分流等，超声定期随访封堵器位置、血栓（封堵器表面血栓形成或脱落，无禁忌证时需口服阿司匹林 3 ~ 5 mg/kg，3 ~ 6 个月），或残余分流的变化情况等。

（4）由于封堵器在心内为异物，易造成溶血及感染性心内膜炎，需定期复查血常规及心脏彩超。

（5）术后如无异常，术后 1 个月、3 个月、6 个月、1 年复查心脏彩超、心电图，必要时复查胸片。

二、临床价值和意义

理论上超声能够探测的部位均可采用超声介入引导穿刺诊断治

疗，在临床上具有广泛的应用价值。本章仅对超声在心脏介入方面的应用及进展做简要介绍。

第一节　超声引导下房间隔缺损或卵圆孔未闭封堵治疗

【适应证】

（1）年龄＞3岁，体重＞12 kg。

（2）继发孔型ASD ≥ 5 mm，伴右心容量负荷增加，缺损直径 ≤ 36 mm的左向右分流ASD。

（3）ASD边缘距房室瓣≥ 7 mm，缺损边缘距冠状静脉窦、上下腔静脉及右上肺静脉的距离≥ 5 mm。

（4）房间隔的直径大于封堵伞左房侧直径。

（5）伴有可逆性脑卒中的卵圆孔未闭。

（6）相对适应证：①年龄＜3岁，但伴有右心室负荷加重；②ASD前缘残端缺如或不足，但其他边缘良好；③特殊类型ASD如多孔型ASD或筛孔型ASD；④缺损周围部分残端不足5 mm；⑤伴有肺动脉高压，但QP/QS ≥ 1.5，血氧饱和度≥ 92%，可试行封堵。

【禁忌证】

原发孔型ASD及冠状静脉窦型ASD。

【注意事项】

1. **术前**　经胸超声心动图（transthoracic echocardiography，TTE）及TEE准确测量ASD的前后径、上下径及最大径，食管三维超声测量ASD的大小形态更准确，测量房间隔的伸展径，以及缺损距二尖瓣环、三尖瓣环、上腔开口、下腔开口、右上肺静脉、主动脉根部、房顶及冠状静脉窦开口的距离。测量心包积液的量，左室收缩功能EF值，二尖瓣、三尖瓣及主动脉瓣的反流面积，观察室壁运动情况。以备术中、术后进行对比。

2. **术中**　超声引导钢丝通过房间隔缺损进入左肺上静脉固定，然后送入鞘管至左房，超声确定鞘管头在左房内后（注意观察鞘管头不能进入肺静脉内及滑入右房），可通过注射生理盐水在超声下观察是否进入左房，释放封堵器前盘，调整前盘的位置在 ASD 的中央，释放封堵器的后盘，进行牵拉试验。超声评估封堵器是否稳定，是否存在残余分流，封堵器对二尖瓣环、三尖瓣环、上腔开口、下腔开口、右肺静脉开口及冠状静脉窦开口是否有影响，观察二尖瓣、三尖瓣及主动脉瓣的反流情况，是否有心包积液增加。超声评估后拔出鞘管及牵引钢丝。

3. 术后　拔出鞘管及牵引钢丝后，超声再次评估封堵器是否稳定，是否存在残余分流，封堵器对二尖瓣环、三尖瓣环、上腔开口、下腔开口、右肺静脉开口及冠状静脉窦开口是否有影响，测量二尖瓣、三尖瓣及主动脉瓣的反流面积，心包积液是否有增加，室壁运动是否存在异常，与术前进行比较。

【并发症及处理】

1. 二尖瓣、三尖瓣关闭不全加重　通过 TTE 或 TEE 观察封堵器对二尖瓣、三尖瓣是否存在挤压，评估术前、术后反流量的变化，如果反流量增加，需要更换封堵器。

2. 冠状静脉窦、上下腔静脉及肺静脉回流障碍　TTE 或 TEE 观察封堵器对冠状静脉窦口、上下腔静脉及肺静脉口是否存在堵塞或血流加速，如果有血流加速，则需要更换封堵器。

第二节　超声引导下室间隔缺损封堵治疗

【适应证】

（1）年龄 > 3 岁，体重 > 10 kg。

（2）室间隔膜周部缺损左室面直径 3 ~ 14 mm。膜周部缺损缘距主动脉右冠瓣的距离 ≥ 2.0 mm，无主动脉右冠瓣脱垂瓣叶遮挡缺损口，肌部室间隔缺损 > 3 mm。

（3）外科手术残余分流，心肌梗死或外伤室间隔穿孔。

（4）室间隔缺损在大动脉短轴 9 ~ 12 点钟位置。

（5）相对适应证：缺损 < 3 mm，嵴内型 VSD，但距肺动脉瓣 >

2 mm，VSD 上缘距主动脉右冠瓣 < 2 mm，VSD 合并一度或二度房室传导阻滞，VSD 合并 PDA。

【禁忌证】

（1）膜部 VSD 有自然闭合趋势。

（2）合并有严重肺动脉高压，以右向左分流为主而有发绀。

（3）主动脉瓣脱垂或有明显的主动脉瓣反流。

（4）合并需在体外循环下进行手术矫治的其他心脏畸形。

【注意事项】

1. **术前**　重点测量 VSD 的大小、VSD 残端与右冠瓣及三尖瓣的距离、三尖瓣及主动脉瓣反流面积，观察心包积液及心脏节律。

2. **术中**　观察偏心伞"mark"的位置是否正确，封堵伞在牵拉试验中是否稳定，是否存在残余漏，封堵伞对主动脉瓣及三尖瓣是否有损伤，反流是否增加。心包积液是否有增加，是否有房室传导阻滞，术中一旦发生二度或三度房室传导阻滞，需重新放封堵伞或手术修补。

3. **术后**　释放封堵伞后再次超声评估是否存在残余漏，封堵伞对主动脉瓣及三尖瓣是否有损伤，反流是否增加，心包积液是否有增加，是否有房室传导阻滞。

【并发症及处理】

1. **主动脉瓣穿孔或反流增加**　TTE 或 TEE 可观察封堵器是否对主动脉瓣存在挤压，偏心伞位置是否正确，术前、术后反流量是否增加。如有损伤或反流量增加可调节封堵伞位置或更换封堵伞，必要时手术修补。

2. **流出道梗阻**　膜周部 VSD 还需要观察是否存在左室流出道梗阻或血流加速，干下型 VSD 需要观察右室流出道是否存在血流加速或梗阻情况，如有梗阻需更换封堵器或手术修补。

第三节　超声引导下动脉导管未闭封堵治疗

【适应证】

（1）体重 ≥ 8 kg，具有临床症状和心脏超负荷表现，不合并需外科手术的其他心脏畸形。

（2）相对适应证：①体重 4 ~ 8 kg，具有临床症状和心脏超负荷表现，不合并需外科手术的其他心脏畸形；②"沉默型"PDA；③导管直径＞14 mm。

【禁忌证】

（1）重度肺动脉高压伴右向左为主的双向分流。

（2）导管路径中有血栓形成。

（3）合并其他需手术矫治的心内畸形。

（4）有活动性心内膜炎、心内赘生物、败血症、菌血症及其他全身感染性疾病。

（5）对镍钛合金过敏。

（6）患者依赖 PDA 存活。

【注意事项】

1. 术前　观察动脉导管的宽度、高度及形状，测量左肺动脉与主动脉弓内径。

2. 术中　观察封堵器是否稳定，是否有残余分流及对左肺动脉、主动脉弓血流是否有影响。

3. 术后　释放封堵伞后再次观察是否有残余分流及对左肺动脉、主动脉弓血流是否有影响。

【并发症及处理】

1. 对左肺动脉及主动脉弓血流的影响　封堵器过大在左肺动脉及主动脉弓内占据较大空间，导致其血管内血流受阻。如影响过大需要更换封堵器。

2. 封堵器脱落栓入左肺动脉　需要行手术治疗。

第四节　超声引导下左心耳封堵术

【适应证】

所有非瓣膜性阵发性或持续性房颤或不易转复为窦性心律的房颤，对抗凝药物依从性及效果差。

【禁忌证】

（1）封堵器系统的规格不适合患者左心耳的解剖；左心耳先天发育异常，如先天性左心耳缺如。

（2）检测发现患者左心耳及左心房内有血栓。

（3）合并活动期心内膜炎、心脏瓣膜病或者曾经做过心脏瓣膜置换术。

（4）食管畸形或上消化道出血等。

（5）封堵器放置将会影响心腔内或血管内的结构及功能（如二尖瓣、左肺静脉等）。

（6）左心房内径＞65 mm，左心室射血分数（LVEF）＜30%。

（7）患者有 TEE 检查禁忌证，或对封堵器材料高度过敏。

（8）有活动性出血或凝血功能明显障碍。

（9）急性心肌梗死或近期出现心肌梗死（＜3 个月）。

【注意事项】

1. **术前**　使用 TEE 0°～180°连续动态扫查左心房、左心耳及肺静脉入口处是否存在血栓；测量左心耳的开口或深度径线，同时使用 3D-TEE 观察左心耳形态及周边结构；进行肺功能检查。

2. **术中**　数字减影血管造影（digital subtraction angiography, DSA）评估左心耳形态大小，选择合适的封堵器及封堵位置。TEE 双平面法引导穿刺靠后下方房间隔，牵拉试验封堵器是否稳定，评估封堵器的压缩率、露肩距离及是否存在残余漏。

3. **术后**　重新评估封堵器的位置、压缩率及残余漏情况，以避免封堵器释放后移位脱落、变形或压迫左心耳致破裂出血等意外情况的发生。如果在 TEE 上多个连续的帧都出现血流，说明存在残余漏，要测量左心耳壁与封堵器间的最小血流束宽度，通常为 3 mm，可从多角度观察封堵器形态与肺静脉和二尖瓣的关系，特别是对左上肺静脉有无压迫。术后随访过程中需要 TEE 检测封堵器的位置、表面有无血栓、封堵器对左心耳壁有无磨损穿孔等。

【并发症的预防与处理】

1. **刺破左心房壁或左心耳导致心包积液与心脏压塞**　若出血量不大且出血速度较慢，可抽出积血观察，对于血流动力学不稳定者应及早在 TTE 和（或）X 线透视下行心包穿刺引流术；出血量大且快的要边抽积血边静脉自体回输，若症状仍无明显改善，应及早请外科医师协助处理，行心包切开引流。

2. 封堵器表面血栓形成　术后远期较常见的并发症之一。一旦确诊有血栓形成，应增强口服抗凝药强度，并延长口服抗凝药治疗时间，定期复查 TEE（一般间隔 2 ~ 3 个月），直至血栓消失或机化。预防措施：选择合适封堵器并选择恰当的封堵部位，不留无效腔或"隐窝"。

3. 左上肺静脉受压　由于封堵伞露肩较多可影响肺静脉回流，需要更换封堵器。

另外，心脏介入封堵术还有冠状动脉瘘封堵术等。

第五节　超声在 TAVR 介入术中的应用及其他技术

一、超声引导经导管主动脉瓣置入术

【适应证】

1. 绝对适应证

（1）老年重度主动脉瓣钙化性狭窄：超声心动图示跨主动脉瓣峰值血流速度 > 4.0 m/s，或跨主动脉瓣平均压力差 ≥ 40 mmHg，或主动脉瓣口面积 < 0.8 cm，或有效主动脉瓣口面积指数 < 0.5 cm² /m²。

（2）患者有症状，如心悸、胸痛、晕厥，美国纽约心脏病协会（NYHA）心功能分级 Ⅱ 级以上（上述症状为动脉粥样硬化所致）。

（3）外科手术高危或欧洲心脏手术风险评分（European system for cardiac operative risk evaluation，EuroSCORE）≥ 20% 或美国胸外科医师学会（the Society of Thoracic Surgeon，STS）风险评分 ≥ 10%，不适合行外科手术的重度主动脉瓣狭窄患者；外科主动脉换瓣术后的再狭窄。

（4）解剖上适合超声引导经导管主动脉瓣置入术（transcatheter aortic valve replacement，TAVR），患者主动脉瓣环径为 18 ~ 29 mm。

（5）三叶式主动脉瓣。

（6）纠正动脉粥样硬化后的预期寿命超过 1 年。

同时符合以上所有条件者为 TAVR 的绝对适应证。外科术后人工生物瓣退化也作为 TAVR 的绝对适应证。虽然欧美尚未将二叶式主动脉瓣钙化性狭窄列入 TAVR 适应证，但是针对中国人群较高的二叶瓣发生率，我国一些有经验的中心已经在尝试进行 TAVR。

2. 相对适应证　二叶式主动脉瓣伴重度钙化性狭窄，外科手术禁忌，存在主动脉瓣狭窄症状，预期预后寿命超过 1 年。

【禁忌证】

左心室内血栓；左心室流出道梗阻；30 天内发生过心肌梗死；左心室射血分数 < 20%；严重肺动脉高压；右心室功能不全；主动脉根部解剖形态不适合 TAVR。

具体操作技术见 2015 年发表于《中国介入心脏病学杂志》的《经导管主动脉瓣置换术中国专家共识》。

【注意事项】

1. 术前　对瓣膜狭窄程度的评估，需要测量主动脉瓣口速度、跨瓣压差及平均压差、有效瓣口面积、冠状动脉开口高度、瓣环径、左室流出道情况、瓣叶数目、瓣叶及瓣环钙化情况、左右室收缩功能等。

2. 术中　超声引导导丝穿过主动脉瓣口，观察人工主动脉瓣置入深度、主动脉瓣瓣周是否存在瓣周漏、冠状动脉血流是否通畅、室壁运动是否变化、是否存在严重的心律失常、是否有心包积液的增加。

3. 术后　释放瓣膜后再次观察是否存在瓣周漏、冠状动脉血流是否通畅、室壁运动是否变化、是否存在严重的心律失常、是否有心包积液的增加。

【并发症及处理】

1. 人工主动脉瓣瓣周漏　选择合适尺寸的瓣膜是减少瓣周漏发生的关键，轻微主动脉瓣瓣周漏无须处理，中-重度瓣周漏应行补救措施。必要时需置入第二枚瓣膜支架或行外科手术。对瓣周漏发生风险较高的患者，可选择具有重新定位或可回收的瓣膜输送装置，反复调整至最佳位置释放。此外，具有裙边设计的瓣膜也能减少瓣周漏的发生。再者，部分瓣膜释放后未能完全展开，可采用球囊扩张法进行后扩张贴合。

2. **人工瓣膜释放引起主动脉瓣环、根部及左心室流出道损伤**　术前需对主动脉根部解剖及瓣膜情况进行充分评估，术中需要规范操作，一旦出现损伤需要及时处理，必要时行外科手术治疗。

3. **冠状动脉堵塞或心肌梗死**　冠状动脉阻塞常累及左主干开口，需及时进行处理，术前需对主动脉根部解剖及瓣膜情况进行充分评估。对于高危患者，术中可预先在冠状动脉内建立导丝轨道，若出现阻塞，可及时进行冠状动脉内球囊扩张或支架置入来补救。

4. **脑血管事件及急性肾损伤**　所致脑血管事件的机械保护装置已应用于临床，其中，TriGuard TM 是由一层肝素网构成，固定于主动脉弓部的防栓塞装置。术前充分水化、术中减少不必要的造影、停用肾毒性药物及术后严密监测肾功能变化，必要时可采取紧急血液透析治疗，均能减少及预防急性肾损伤的发生。

5. **瓣膜移位或飞瓣**　术者需根据瓣膜型号、最终释放位置及移位所引起的潜在血流动力学结果进行补救。对自膨胀式瓣膜，通常采用圈套器将瓣膜拉回或置入第二枚瓣膜；对球囊扩张式瓣膜的移位也可采用二次置入法。必要时进行外科手术治疗。

6. **血管并发症（出血、主动脉夹层或动脉远端栓塞）**　出血、主动脉夹层或动脉远端栓塞与术前充分评估及术中操作有较大的关系，如术前置入临时起搏导管导致右心室穿孔造成心脏压塞，人工瓣膜置入不当造成主动脉瓣环破裂、主动脉夹层，建立瓣膜输送轨道时造成左心室穿孔等。目前医源性出血的治疗方法包括压迫止血、抗凝药物应用、球囊压塞、覆膜支架置入及外科手术探查修复等。

7. **心律失常**　TAVR 所致心律失常主要包括房颤、一度房室传导阻滞、二度房室传导阻滞、三度房室传导阻滞、束支传导阻滞，对 TAVR 术后出现的心律失常应及时处理，永久起搏器的置入能降低部分高风险患者猝死的风险。

8. **死亡**　主要由心脏压塞、出血、休克、恶性心律失常等严重并发症引起。

二、超声引导心脏介入治疗的其他新技术

（1）经皮肺动脉瓣置换术，经皮二尖瓣、三尖瓣球囊扩张术，经

皮主动脉瓣、肺动脉瓣球囊扩张术。

（2）心腔内超声技术（intracardiac echocardiography，ICE）在心脏介入诊疗中的应用：引导穿刺房间隔、指导消融心律失常、指导先天性心脏病的介入治疗、指导瓣膜病的修复或置换、引导肺静脉球囊扩张、引导心内膜活检及肥厚型心肌病的消融治疗等。

（3）血管内超声技术（intravascular ultrasound，IVUS）引导经皮冠状动脉血管内支架置入术。

（4）心外膜超声在术中介入治疗中的应用。

（5）超声引导肥厚型心肌病的消融治疗。

（6）超声引导冠状动脉瘘封堵术。

（7）二尖瓣、三尖瓣钳夹修复术。

（8）其他。

第六节 超声引导下心包积液穿刺置管引流术

心包积液是严重影响心脏收缩和舒张功能的疾病。其种类包括肿瘤性心包积液、结核性心包积液、外伤性心包出血、医源性心包感染或出血、急性非特异性心包炎和化脓性心包炎等。超声引导心包穿刺术因其准确、安全、快速等优点已经成为心包积液诊断性抽液和治疗性置管引流的首选方法。

【目的】

（1）抽吸或引流心包腔液体，解除心脏压迫。

（2）确定心包积液性质（渗出液、漏出液或血性液体），有无心包内占位病变、心包腔粘连和心包增厚。

（3）必要时可同时行心包腔内药物注射。

【适应证】

1. 诊断性心包穿刺

（1）心包积液的性质鉴别。

（2）心包组织活检或心包占位病变组织活检。

2. 治疗性心包穿刺

（1）心脏压塞（二尖瓣舒张期过瓣血流速度频谱吸气和呼气时相峰值速度差异＞25%、肝静脉前向血流呼气时相消失、右心室壁和右心房壁塌陷、室间隔与左心室后壁同向运动和心脏摆动等）引流减压。

（2）恶性心包积液抽液和置管引流。

（3）心包腔积脓药物冲洗。

（4）恶性心包积液药物注射治疗。

【禁忌证】

（1）心包积液量少（积液深度＜0.5 cm）。

（2）严重心包粘连。

（3）严重出血倾向。

（4）严重多器官功能衰竭或心肺功能衰竭。

（5）患者极度不配合。

【术前准备】

（1）签署心包穿刺和（或）心包置管引流知情同意书。

（2）常规体检，检查血常规、出凝血时间、血压和常规心电图。

（3）体位：卧位、半卧位、坐位或左侧卧位。

（4）标定穿刺点。

（5）设计穿刺路径及预测穿刺深度。

（6）穿刺器具：①穿刺针：18～16 G，长度10～20 cm；②导丝：0.035 in.（0.09 cm）前端柔软 J 形导丝；③引流管：一次性中心静脉导管或猪尾引流导管，16 G 或 7 F。

（7）消毒引导穿刺的超声探头或采用消毒探头隔离套。

（8）准备量杯和细胞学、组织标本及生化检测采样瓶。

（9）依据不同心包病变类型和治疗目的准备相应的心包腔注射药物（抗生素、抗肿瘤药物、激素等）。

【注意事项】

（1）术前检查超声心动图，全面了解情况，预备急救设备和药品。

（2）穿刺针不宜过深，到达积液即可。抽液过程中应密切监视针尖位置，切勿让针尖触及心脏。

（3）心包积液置管引流时，应将引流导管置于心包低位，以利于积液的有效引流。

（4）抽液和引流速度均不宜太快，特别是在大量积液时，抽出液体 100 ～ 150 mL 后，应减慢速度或间歇引流。

（5）置管后需长期引流心包积液时，应适当应用抗生素预防感染。

（6）注射药物应缓慢进行，避免注射过快刺激心脏导致心律失常。

（7）术后注意事项：术后压迫止血 10 ～ 15 分钟，心电监护 4 小时，卧床休息 4 ～ 8 小时，普通进食，保持伤口干燥，禁止剧烈运动 1 周。告知可能并发症，如有异常及时随诊。

【并发症】

（1）冠状动脉和（或）心肌损伤、急性出血性心脏压塞。

（2）肝或肺损伤导致的出血和气胸。

（3）严重室性或房性心律失常。

（4）右心室和右心房急性扩张伴心力衰竭。

（5）先天性心包缺失导致左心耳或右心耳嵌顿。

（6）胸膜破裂致心包积液漏入胸膜腔。

（7）心包积液引流导管引起的感染或刺激反应。

第五章

肺部及胸部介入性超声

第一节　肺部介入性超声

一、肺部肿物穿刺活检

【目的】

（1）明确肺部病变性质、组织学类型及来源，指导临床治疗。

（2）介入治疗术后评价疗效。

【适应证】

（1）超声能显示的周围型肺肿瘤及合并肺不张的中央型肺肿瘤。

（2）纤维支气管镜难以到达或取材失败的周围型肺肿瘤。

（3）手术、放疗或化疗前需确定肿瘤性质、组织学类型，或转移瘤需要明确原发组织来源者。

【禁忌证】

（1）有严重出血倾向。

（2）近期内出现严重咯血、呼吸困难、剧烈咳嗽或患者不能合作。

（3）有严重心肺疾病。

（4）超声难以显示的病变，或虽可以显示但大部分被骨骼遮挡，缺乏合适进针入路。

（5）伴有大量胸腔积液。

【术前准备】

（1）术前检查血常规、凝血功能等。

（2）穿刺前均应做胸部 X 线、CT 或 MRI 检查，确定穿刺取材病变；超声扫查全面了解病灶位置、范围、形态、内部结构、与周围组织的位置关系及血管分布情况等，确定穿刺部位和进针路径。

（3）术前向患者做好解释工作，并使其签署介入手术知情同意书。训练患者学会屏气以便配合完成穿刺手术，对于过分紧张的患者，术前 30 分钟肌内注射地西泮 10 mg。

（4）准备仪器与器械，一般选取低频凸阵探头引导，探头频率 2.5 ~ 3.5 MHz，若为周围型肺肿瘤可选择高频线阵探头，探头频率

7 ～ 10 MHz，以及 16 ～ 20 G 穿刺针，配置活检枪、穿刺引导架、探头无菌保护套等。

【注意事项】

（1）选取皮肤至穿刺部位距离最短的穿刺路径，全程超声实时监测，当针尖显示不清时，禁止盲目进针或取样，可通过轻微摆动探头调整进针角度直至清晰显示针尖。

（2）术前除了解肺部病变大小外，还应注意病变与胸壁的接触区大小，即无肺组织遮挡的进针窗范围，窄窗者即便病灶体积较大，穿刺过程中也容易损伤肺组织导致气胸发生。术前向患者解释病情时应强调气胸并发症问题，同时做好预案，如针尖达胸壁深层邻近病变处时停止进针，观察患者不同呼吸时相下病变显示情况，耐心等待最佳进针时机，进针后应果断扣动扳机，做好一次取材的准备，一旦发生气胸，停止继续操作。

（3）注意避开大血管及病灶内坏死液化区域取样，液化坏死区多在病变中央区，尽量选择在病灶边缘处多部位穿刺，或结合超声造影以提高穿刺取材成功率。

（4）合并肺不张的中央型肺肿瘤，穿刺时要注意避开实变肺组织内的粗大血管。

（5）若合并大量胸腔积液，可在胸腔积液穿刺抽吸后再行穿刺活检。

（6）制作细胞学涂片时涂片要薄而均匀，送检的组织条需避免挤压、保持完整。

（7）应在肋骨上缘进针，以避免伤及肋间血管与神经。

（8）术前行局部浸润麻醉时，应依据胸壁厚度选择进针深度，谨防进针过深发生肺损伤，一旦发生气胸，穿刺活检手术只能待胸腔内气体吸收后择期进行。

（9）在保障安全的前提下，尽量采用外径较粗的穿刺针以得到足量的标本，有助于提高确诊率。

【并发症防治】

1. 气胸　为肺肿瘤穿刺活检的主要并发症，由于超声能实时监控进针途径和深度，避开含气肺组织，可最大限度减少气胸发生。

2. **出血** 包括咯血和胸腔内出血，与穿刺过程中未能避开大血管有关。

3. **感染** 注意无菌操作，一般可避免发生。

4. **肿瘤种植转移** 发生率极低，每次进针前用 75% 乙醇纱布擦拭穿刺针有助于预防。

二、肺癌消融治疗

【目的】

肺癌起病隐匿，就诊时多数已经晚期，失去手术切除机会，且手术创伤大，年老体弱患者不能耐受手术，肿瘤微波、射频热消融治疗作为肿瘤原位灭活手段，现被广泛用于无手术指征的肺癌治疗中。肺肿瘤热消融主要治疗目的如下。

（1）大瘤体局部减瘤，减轻患者临床症状，延长生存时间，提高生活质量。

（2）小瘤体力争达到根治。

【适应证】

（1）肺癌导致全身状态差不能耐受或拒绝手术切除、手术切除后复发、其他器官肿瘤转移至肺。

（2）超声能显示的周围型肺癌及合并肺不张的中央型肺癌。

（3）一般用于肿瘤直径 ≤ 5.0 cm 的单发结节，或多发结节 < 3 个。

【禁忌证】

（1）严重心肺功能不全。

（2）全身出血性疾病，凝血功能障碍不能控制。

（3）特殊部位如靠近心脏、大血管者应慎用微波或射频消融治疗，可对这些区域辅助化学消融治疗。

（4）大量胸腔积液、巨大肺癌或弥漫性肺癌。

（5）置入心脏起搏器者不适宜射频消融治疗。

【术前准备】

1. **术前检查**

进行血常规、肝肾功能、肿瘤标志物、凝血功能、CT、ECG、心肺功能等检查。

2. 患者准备

（1）向患者介绍治疗过程及治疗可能发生的并发症，并使其签署手术知情同意书。

（2）吸烟患者于术前1周开始戒烟，指导患者进行屏气练习，以便术中配合。

（3）术前停服阿司匹林、华法林等抗凝药5～7天。

（4）术前禁食水4～6分钟。

3. 仪器设备准备

（1）仪器选择：彩超仪，一般选取低频凸阵探头引导，探头频率2.5～3.5 MHz，浅表肿瘤也可选择高频线阵探头，探头频率7～10 MHz；微波消融治疗仪或射频消融治疗仪。

（2）器械准备：穿刺引导架、一次性微波消融针或射频消融针、探头无菌保护套。

（3）监护及抢救设备：多功能监护仪、氧气通道、麻醉机、除颤仪、吸引器等急救设备，常规急救药品，在消融过程中进行心电监护，呼吸、血压、脉搏、血氧饱和度监测。

（4）制订治疗方案：根据影像学检查结果，制订热消融治疗方案。周围型肺癌或部分中央型肺癌可采取单纯微波消融或射频消融治疗；病灶位于特殊部位，如靠近心脏、气管或大血管者，应留有足够的安全区，可对这些区域辅以化学消融治疗。

【注意事项】

（1）病灶位置特殊，如靠近心脏、大血管者热消融应慎重，对这些区域可联合化学消融。

（2）合并肺不张的中央型肺癌消融时要使用彩色多普勒血流成像（color Doppler flow imaging，CDFI）引导，以避开肺组织内丰富的血管。

（3）邻近病灶部位直径 > 1.0 mm 的血管可产生"热能衰减效应"，使消融范围减小，可用药物减少血流量，以获得满意的消融范围。

（4）热消融过程中，声像图显示的高回声能量辐射区常用于术中粗略评估凝固范围，但不够准确，增强CT或超声造影检查可以准确评估凝固范围，超声造影更可在术后即刻进行，对有残留者可及时进行补充治疗。

（5）热消融治疗疗效主要与肿瘤位置、大小有关，而与组织学类型无关，凝固性坏死灶越大越有助于肿瘤组织彻底灭活，在不损伤重要组织器官的前提下，消融范围力争超过肿瘤边缘 0.5～1.0 cm，以杀死肿瘤生长活跃的周边部分。

（6）准确显示肿瘤及相邻组织器官的立体结构与关系，采用适形消融，将会获得更为满意的疗效，超声二维图像引导不利于准确定位及立体布针，对较大的肿瘤最好采用多影像融合技术引导下治疗。

（7）微波消融和射频消融是目前临床常用的两种热消融技术，均具有很好的疗效，有很多相似之处，亦有轻微差别，微波消融具有升温快、时间短、止血迅速等优点，但容易发生中心炭化而影响热传导，对于不规则或体积较大的肿瘤存在消融不完全的可能，而射频消融电极的适形性较好，多极电极消融区域较大，但加热速度慢，消融时间长，采用多点温控监测，有助于保证肿瘤治疗效果、避免过度消融引起组织炭化，可根据具体情况选择使用。

【不良反应和并发症防治】

1. **疼痛**　为热消融常见并发症，多为穿刺部位轻至中度疼痛，数天后可缓解，若疼痛剧烈，可给予对症治疗。

2. **气胸**　术中、术后注意观察患者是否有喘憋、呼吸困难等情况。少量气胸可自行恢复，中至大量气胸应行胸腔闭式引流。

3. **出血**　包括胸腔内出血及咯血。若肿瘤内或周边有大血管穿行，可先选高功率将其凝固，有出血倾向者，术前、术后应用维生素K 和凝血酶等。

4. **发热**　常由肿瘤坏死产生的吸收热所致，一般体温＜38.5 ℃，无须特殊治疗。

5. **感染**　术后体温持续不降或＞39.0 ℃应排除感染，术中应注意无菌操作，术后酌情给予抗生素预防感染发生。

6. **皮肤损伤**　消融时针杆热量可造成针道周围皮肤烫伤，近年来水冷式微波消融仪的广泛应用大大降低了此并发症的发生率。

7. **针道种植转移**　发生率极低，边辐射能量边退针可避免其发生。

【疗效评价】

超声引导经皮射频或微波治疗肺癌具有良好的疗效和安全性，在肺部肿瘤的治疗中不断受到重视。其疗效与病灶大小、数目、位置密切相关，对直径 < 5 cm 的肿瘤效果较好，对直径 < 3 cm 的肿瘤几乎能完全损毁，对周围型肺癌疗效比中央型肺癌好，对于影像学提示不具备消融安全边界的病灶，1 年内发生局部肿瘤进展可能性较大，术后应密切随访观察。术后疗效评价主要包括患者症状改善和并发症发生情况，术后 1 个月、3 个月、6 个月、12 个月行增强 CT（或）超声造影检查情况：①病灶完全坏死：增强 CT 病灶不强化或超声造影病灶无增强；②病灶部分坏死：增强 CT 病灶部分强化或超声造影病灶不均匀增强。

第二节　胸部介入性超声

一、胸腔穿刺置管引流术

胸腔积液的病因繁多，常见的有恶性胸腔积液、结核性胸腔积液、肺炎旁胸腔积液、心功能不全引起的胸腔积液、肝硬化引起的胸腔积液、肾病性胸腔积液、风湿性结缔组织病导致的胸腔积液、外伤性胸腔积液、膈下手术和炎症造成的反应性胸腔积液、医源性胸腔积液、爆震伤性胸腔积液等。由于胸腔积液会造成肺不张继而发生肺通气障碍和肺内感染，所以胸腔积液抽液和置管引流成为临床极为常见的手术。目前绝大多数医院都采用超声定位或超声引导进行胸腔积液穿刺抽液或置管引流。

【目的】

（1）确定积液性质。

（2）抽吸和引流，消除肺压迫。

（3）必要时可同时行胸腔内药物注射。

【适应证】

（1）诊断性胸腔穿刺，用于胸腔积液的性质鉴别。超声引导下即便是极少量积液穿刺成功率也极高。

（2）治疗性胸腔穿刺：①无论何种原因的大量胸腔积液均需要抽液或引流；②恶性胸腔积液化疗药物注射；③胸腔积脓引流及药物冲洗；④液气胸的置管引流。

【禁忌证】

（1）严重出血倾向。

（2）无合适体位。

（3）患者极度不配合。

【术前准备】

（1）使患者签署胸腔穿刺或置管引流知情同意书。

（2）常规体检，检查血常规、出凝血时间、血压、常规心电图、胸部 CT。

（3）体位：坐位、半卧位、侧卧位或卧位。

（4）标定穿刺位点。

（5）设计穿刺路径及预测穿刺深度。

（6）穿刺器具：①穿刺针：18 ~ 14 G，长度 10 ~ 20 cm；②导丝：0.035 in.（0.09 cm）前端柔软 J 形导丝；③引流管：一次性中心静脉导管或猪尾引流导管，7 ~ 16 F，多数情况下 7 ~ 10 F 能够满足引流需求。

（7）消毒引导穿刺的超声探头或采用消毒探头隔离套。

（8）准备量杯和细胞学、组织标本及生化检测采样瓶。

（9）依据导致胸腔积液的不同病变类型和治疗目的准备相应的胸腔注射药物（抗生素、抗肿瘤药物、激素、纤维素溶解药物等）。

【注意事项】

（1）负责胸腔穿刺的医师必须事先阅读患者前期的病史资料，并和临床医师进行沟通以了解穿刺目的。

（2）预备急救设备和药品。

（3）穿刺前必须重复和详细地进行超声检查，穿刺路径要与局麻部位一致。

（4）穿刺针不宜过深，达到积液即可。抽液过程中应密切监视针尖位置，切勿让针尖触及肺、膈肌和心脏。

（5）穿刺点要设在肋骨上缘，避开肋间动脉。若不慎损伤肋间动脉，由于胸腔内为负压，可能会导致胸腔内大出血，甚至危及生命。

（6）需置管引流时应将引流导管置于胸腔低位，以利于积液的有效引流。

（7）抽液和引流应缓慢进行，避免放液过快导致急性肺充血或纵隔摆动。一般成年人第一次缓慢放液 600 ~ 1000 mL 是安全的，以后每天引流总量在 1000 mL 左右。双侧胸腔引流积液时，引流量总和遵循上述原则。

（8）术后注意事项：术后卧床休息 4 ~ 8 小时，普通进食，保持伤口干燥，禁止剧烈运动 24 小时。告知患者可能会发生的并发症，如有异常及时就诊。

【不良反应和并发症防治】

1. **血胸** 可能因穿刺部位不正确，刺破肋间动静脉所致，有时原因不明。处理：①如在抽胸腔积液过程中发现胸膜腔出血，应停止抽液；②观察患者脉搏、血压，每小时 1 ~ 2 次，如 4 小时后无变化，即可延长观察时间；③必要时按医嘱进行止血治疗。

2. **气胸** 多系针头后皮管未夹紧，漏入空气或因穿破脏胸膜所致。量少不必处理，量较多时可以抽出。明显气胸应严密观察，由临床医师按气胸处理。

3. **穿刺口出血** 用消毒纱布按压及胶布固定即可。

4. **胸膜反应** 在胸腔穿刺过程中，患者出现头晕、面色苍白、出汗、心悸、胸部压迫感或剧痛、血压下降、脉细、肢体发凉、晕厥等表现。发现胸膜反应后应立即停止抽液，让患者平卧，吸氧，必要时皮下注射 0.1% 肾上腺素 0.3 ~ 0.5 mL 或静脉注射葡萄糖注射液，观察血压、脉搏。

5. **肺复张后低血压** 患者在抽液或抽气后会出现心慌、胸闷、出汗、面色苍白、脉搏细弱及血压下降。

6. **肺复张后肺水肿** 由于过多过快的抽液或抽气或抽吸负压过大，使胸膜腔负压骤然增大，压缩的肺组织快速复张，肺血管也随之扩张，可很快造成血管外渗，形成复张后肺水肿，可按急性肺水肿处理。

7. **引流管堵塞**　用生理盐水冲洗，如不能解除可考虑更换更粗的引流管。

二、胸壁、胸膜病变穿刺活检术

【目的】

（1）明确胸壁、胸膜病变的性质、组织学来源及类型，指导临床治疗。

（2）介入治疗术后评价疗效。

【适应证】

（1）影像学检查或其他检查方法无法确定性质的胸壁、胸膜病变。

（2）手术、放疗或化疗前需要明确肿瘤性质、组织学类型，或转移瘤需要明确原发组织来源。

【禁忌证】

（1）严重出血倾向。

（2）近期内严重咯血、呼吸困难、剧烈咳嗽或患者不能合作。

（3）超声显示不清的病灶，或病灶虽可以显示但受肋骨遮挡，缺乏合适进针入路。

【术前准备】

（1）术前检查血常规、凝血功能等。

（2）穿刺前均应做胸部 X 线、CT 或 MRI 检查，超声确定病变位置后，从不同角度全面扫查，详细了解病灶的范围、形态、内部结构及与周围肺组织的位置关系等，确定穿刺部位和进针路径。

（3）术前向患者及家属做好解释工作，并使其签署介入手术知情同意书，训练患者学会屏气，以便配合手术，过分紧张者，术前 30 分钟可予肌内注射地西泮 10 mg。

（4）仪器与器械准备：一般选取频率为 2.5 ~ 3.5 MHz 的低频凸阵探头引导，浅表肿瘤（如胸壁肿瘤）可选择频率为 7 ~ 10 MHz 高频线阵探头引导，以及 18 ~ 21 G 穿刺针、活检枪、穿刺引导架、探头无菌保护套等。

【注意事项】

（1）选取皮肤至穿刺部位距离最短的穿刺路径，全程超声实时监测，当针尖显示不清时，禁止盲目进针或取材，可适当调整进针角度至清晰显示针尖。

（2）对于体积较小的病变，可采用大角度倾斜进针或与胸壁平行的方向进针，在病灶的斜径取材以增加取材量。

（3）为了避免损伤肋间血管与神经，应在肋骨上缘进针；同时为了减少胸膜反应的发生，局麻位置要与穿刺路径一致，并且局麻深度要到胸膜全层。

（4）注意避开大血管及病灶内坏死液化区域取材，多部位穿刺，以提高穿刺取材成功率。

（5）使用自动活检枪时，须估计好射程，确保射程内没有肋骨、血管和肺组织。

（6）胸膜穿刺时，尽可能选择局部胸膜增厚明显或胸腔有积液的部位穿刺，以免伤及肺组织。

（7）送检的组织条避免挤压，保持完整，制作细胞学涂片时涂片要薄而均匀。

（8）在保障安全的前提下，尽量采用外径较粗的穿刺针以得到足量的标本，从而提高确诊率。

【并发症】

1. **气胸** 为胸壁及胸膜穿刺活检的主要并发症，由于超声能实时显示进针途径和深度，可最大限度避免含气肺组织，气胸发生率很低，且多为小量气胸。小量气胸无须治疗，可自行吸收恢复，中至大量气胸应行胸腔闭式引流。

2. **出血** 由穿刺过程中未能避开大血管所致。少量出血通过局部加压包扎可自行停止，中量、大量出血除上述处理外，还应输液、监测生命体征和血常规，并请相关专科医师会诊。患者应保持平静呼吸，避免剧烈咳嗽，必要时可加用止血药物。

3. **感染** 注意无菌操作，术后应用抗生素预防，一般可以避免。

4. **肿瘤种植转移** 发生率极低，每次进针前用 75% 乙醇纱布擦拭穿刺针有助于预防其发生。

三、纵隔肿物穿刺活检术

【目的】

（1）明确纵隔病变性质、组织学类型及来源，指导临床治疗。

（2）介入治疗术后评价疗效。

【适应证】

（1）超声能显示的纵隔肿瘤。

（2）手术、放疗或化疗前需确定肿瘤性质、组织学类型，或转移瘤需要明确原发组织学来源。

【禁忌证】

（1）后纵隔病灶不宜穿刺。

（2）患者肥胖、肺气干扰、骨骼的遮盖致超声无法显示病灶。

（3）位置较深、体积较小且靠近大血管或心脏者，穿刺活检有较大风险。

（4）合并严重心肺疾病。

（5）剧烈咳嗽，无法控制；意识或精神障碍，无法配合。

【术前准备】

（1）术前检查血常规、凝血功能等。

（2）穿刺前均应做胸部 X 线、CT 或 MRI 检查，超声多角度全面扫查，了解病灶位置、范围、形态、内部回声及其与周围组织结构的位置关系，确定穿刺部位和进针路径。

（3）术前向患者及家属做好解释工作，令其签署介入手术知情同意书，训练患者学会屏气，过分紧张者，术前 30 分钟肌内注射地西泮 10 mg。

（4）准备仪器与器械，选取低频凸阵探头引导，探头频率 2.5 ～ 3.5 MHz，以及 16 ～ 21 G 穿刺针、活检枪、穿刺引导架、探头无菌保护套等。

【注意事项】

（1）术前须明确病灶与大血管、心脏的关系，防止损伤。

（2）操作敏捷，尽量缩短穿刺针在病灶内的停留时间。

（3）纵隔肿瘤组织来源复杂，如淋巴瘤的各种亚型及胸腺瘤，不仅要行细胞形态学检查，还应结合免疫组织化学检查。

（4）胸骨旁、胸骨上窝、锁骨上窝和背部为常用的纵隔超声探查窗。前纵隔肿块常用经胸骨旁进针路径，注意避开内乳动脉，必要时可在 CDFI 引导下穿刺。

（5）较大病灶往往伴有坏死，选择在血流相对丰富但又无大血管分支的区域以多点、多角度取材，也可在超声造影引导下进行穿刺，有助于提高病理组织学确诊率。

（6）穿刺标本放置到无菌滤纸时避免挤压，因为组织挤压后，对于淋巴瘤、胸腺瘤及小细胞未分化癌的诊断与鉴别诊断将更加困难。

（7）由于胸部病变受到肋骨、胸骨及锁骨的影响，需要选择尽可能小的探头，置于骨间隙，使探头表面完全与皮肤接触，避开骨骼干扰，使穿刺针与超声声束的角度尽可能小，于皮肤近垂直方向进入。

（8）在保障安全的前提下，尽量采用外径较粗的穿刺针以得到足量的标本，有助于提高确诊率。

【并发症防治】

1. **气胸**　发生率较高，但由于超声能实时监控进针途径和深度，避开含气肺组织，可最大限度减少气胸发生。

2. **出血**　包括咯血和胸腔内出血，多因穿刺过程中未能避开大血管所致。少量出血在局部加压包扎后可自行恢复。大量出血或咯血应嘱患者平静呼吸，避免剧烈咳嗽，必要时可加用止血药物。

3. **感染**　注意无菌操作，术后应用抗生素预防，一般可避免发生。

4. **肿瘤种植转移**　发生率极低，穿刺前用 75% 乙醇消毒穿刺针有助于预防。

第六章

肝、胆、胰、脾、腹腔、胃肠及腹膜后介入性超声

第一节 肝脏介入性超声

一、肝穿刺活检术

超声引导下经皮肝穿刺活检是在局部麻醉下利用活检装置自动切割或抽吸式穿刺肝脏，获取少量肝组织进行病理学检查的一种操作技术，是各种肝局灶性病变或弥漫性病变最可靠的诊断方法之一，具有适应证广、损伤小、操作简单和快速可靠等特点。肝组织病理学检查是明确肝脏疾病诊断、分类、评估疾病程度及判定治疗效果的重要依据。

（一）肝弥漫性病变

【目的】

（1）了解肝组织损害程度，明确肝损害的病因。

（2）评估慢性肝炎的炎症分级及纤维化程度分期。

（3）指导临床合理治疗及判定疗效。

【适应证】

（1）弥漫性病变需组织病理学诊断。

（2）慢性肝炎需判断肝纤维化程度。

（3）原因不明的黄疸且已排除肝外胆道梗阻。

（4）长期肝功能异常需病理诊断。

（5）移植后排斥反应或不明原因的肝功能损害。

【禁忌证】

（1）一般情况差，不能耐受穿刺，呼吸无法配合。

（2）有明显出血倾向或凝血功能障碍（凝血酶原时间≥正常对照3～5秒、血小板计数＜50×10^9/L、出血时间≥10分钟）。

（3）月经期女性患者术前服用抗凝药物、停药时间未达到术前准备要求或不能停用抗凝药物。

（4）严重肝硬化及大量腹腔积液。

（5）胆系、膈肌周围或穿刺路径上腹壁感染等，穿刺后易发生继发感染。

（6）严重肝外阻塞性黄疸。

【术前准备】

1．患者准备

（1）检查血常规、凝血功能及血型，必要时查心电图。

（2）对有明显出血倾向及凝血功能障碍的患者应予术前对症或预防性处理（肝功能较差，凝血酶原时间不符合穿刺条件者，术前应静脉给予冷沉淀或新鲜冰冻血浆；血小板低者应输血小板纠正，补充至许可范围）。

（3）患者需禁饮食 6 小时以上。

（4）询问有无抗凝血药物使用史和药物过敏史，服用抗凝药物的患者，穿刺前停用抗凝药物（华法林停用 5 天以上，肝素停用 24 小时以上，抗血小板药物停用 1 周以上，其他药物停用时间按说明书或咨询药剂师）。

（5）症状较重的咳喘患者应在症状缓解后再行穿刺。

（6）向患者说明穿刺目的、过程和围术期注意事项，取得患者配合（嘱患者术前排空大小便；练习屏气，有咳嗽者术前 1 小时可服用可待因；明显紧张的患者术前 1 小时可服用地西泮 10 mg；告知患者可能出现的并发症）。

（7）术前常规签署知情同意书。

2．器械准备

（1）选用可供导向穿刺的探头或导向器，穿刺经验丰富者也可以不用导向器。

（2）无菌活检装置，包括活检枪及活检针等，肝活检通常采用 18 G 自动活检针或 21 G 手动抽吸活检针。

（3）承载标本的滤纸纸片和标本盒。

（4）无菌穿刺包和探头无菌隔离套。

3 药品准备

抢救药品、麻醉药物、抗过敏药物、止血药物等。

【注意事项】

（1）严格掌握适应证与禁忌证。

（2）穿刺前检查活检装置和引导器的配套情况。

（3）注意穿刺进针方向与引导线有无误差。

（4）术前训练患者屏气，以便配合。

（5）进针前全面了解穿刺部位及周围血管、胆管的走行，选择合适的穿刺路径和通道，以防止出血等并发症的发生。

（6）嘱患者放松，使身体呈舒适状态。由于患者呼吸易造成病灶移动，甚至划伤肝包膜或其他脏器，故确定患者完全屏气后方可进针。

（7）调整穿刺针角度时不能在肝表面进行，以避免划破肝被膜而引起出血。

（8）术后嘱患者卧床休息 4 小时以上，并监测生命体征，避免因过早活动而造成穿刺点出血。

（9）选择合适的穿刺针，通常情况下，穿刺针内径较粗者，所取标本满意。

（10）同一穿刺点不宜超过 3 针，否则容易出现针道闭合不良而引起并发症的发生。

（11）穿刺标本的保存与固定要根据检查项目需求分别处理。

【不良反应】

超声引导下肝穿刺活检并发症发生率较低，严重并发症发生率约 1%。并发症的发生与操作者经验、使用针具及病灶位置有关。主要并发症包括疼痛、血管迷走神经反应、出血、气胸、血胸、胆汁性腹膜炎、腹腔脏器损伤、皮下气肿、菌血症、脓肿等。并发症约 60% 发生于术后最初 2 小时内，80% 发生于 4 小时内。

【并发症防治】

1. 局部疼痛　发生率约 20%，通常较轻微，无须处理。少数患者有较严重的疼痛（约 3%），可伴发低血压及血管张力失调性晕厥，需要对症处理。术前详细向患者解释穿刺步骤，可缓解其紧张情绪，减少疼痛的发生。在穿刺前对穿刺路径上各层次做充分的浸润麻醉直达肝包膜，以减轻患者疼痛。

2. 出血　发生率 1%～20%，包括肝血肿、腹腔出血、胸腔出血、胆道出血等。一般出血量很少，很快就会停止。严重出血者少见，通常见于门脉高压或肿瘤位于肝表面合并明显坏死者，出血在术后 2～

3 小时内逐渐明显。胆道出血少见，一般在穿刺术后 5 天内，可表现为典型的三联征：胃肠道出血、腹痛和黄疸。小的肝内或皮下血肿可不经处理自行吸收，较大的血肿可引起心率加快、血压下降和血细胞比容降低，出血量大时应输液、输血改善循环，同时准备血管造影和外科处理。超声造影可以帮助发现活动性出血，指导消融止血。合理选择穿刺适应证、穿刺路径和取材靶区，是降低出血风险的有效措施。对于有出血倾向者尽可能避免使用 18 G 或以上穿刺针，并减少穿刺次数。避免直接穿刺位于肝表面的病变、途经正常肝组织穿刺等可减少出血的发生。在进针和退针瞬间，患者应屏气以防止针尖划破肝表面。多次取材时，禁忌在同一穿刺点附近反复穿刺活检。穿刺时用彩色多普勒超声引导以避开肝内大血管、异常血管及较表浅的血管，可减少出血的发生。用 Tru-cut 粗针活检后可先将针芯取出，在退出针鞘前，向针鞘内灌注 12.5% 碱式硫酸铁溶液或推注明胶海绵微粒及其他止血药，以封堵针道防止出血。

3. 发热 少数病例可出现一过性发热，一般低于 38 ℃，可自行缓解。

4. 感染 以局部感染多见，可发展为腹腔脓肿、膈下脓肿，有胆道梗阻和胆管炎的患者可发生败血症。探头及穿刺针等要进行严格消毒。穿刺过程应遵循无菌原则，通常可以避免感染发生。

5. 邻近脏器损伤 超声引导下的穿刺活检术，可能会误伤胆管、胆囊或肝邻近脏器，如肾、膈肌、肺、结肠等，而引起胆汁漏、气胸、腹膜炎等并发症。术前应选择最佳的体位、进针角度和进针深度，术中清晰显示穿刺针的行进路径，尽量减少不必要的穿刺进针次数，以防止邻近脏器的损伤。

6. 静脉瘘 罕见，多发生于肝内，较大的动静脉瘘需要进行介入治疗。

7. 死亡 发生率极低，为 0.0081% ~ 0.03%。可继发于严重出血、胆汁性腹膜炎、严重胆管炎等。

【穿刺活检后的护理】

术后要询问患者症状，注意患者主诉，监测患者血压、脉搏、呼吸等生命体征，及时发现并发症，需门诊留观 4 小时。肿瘤较大、肿瘤位于肝表面或凝血功能较差者，穿刺后应卧床 2 ~ 4 小时。每隔 15 ~ 30 分钟测血压、脉搏 1 次，发现脉搏增快、细弱，血压下降，烦躁不安，面色苍白，出冷汗等表现，应立即进行抗休克处理。

（二）肝局灶性病变

【目的】

（1）明确肝局灶性病变的性质、病理类型及分化程度。

（2）了解肝肿瘤的分子标记。

（3）评价射频、微波等各种微创治疗的疗效。

【适应证】

（1）各种影像学检查无法确诊的肝内局灶性病变。

（2）临床表现和检查结果不一致的肝内局灶性病变。

（3）肝硬化背景下不能排除恶性的结节性病变。

（4）需要了解恶性肿瘤组织学类型、分级、肿瘤分子标记，帮助确定诊疗方案。

（5）需要病理组织结果指导消融后续治疗的肝内肿瘤病变。

（6）需要病理组织结果指导化疗的肝内肿瘤病变。

（7）原发灶不明的肝内转移性病变。

（8）长期追踪但影像学检查不能确诊的良性病灶，患者要求明确病理诊断。

（9）手术未取活检或活检失败。

【禁忌证】

（1）病灶位于肝表面、穿刺路径上没有正常肝组织的病变。

（2）肿瘤内血管丰富，或肿瘤组织邻近大血管，穿刺难以避开者为相对禁忌证。

（3）其他禁忌证与肝弥漫性病变相同。

【术前准备】

见本节肝弥漫性病变。

【注意事项】

见本节肝弥漫性病变。

【不良反应和并发症预防】

（1）肝肿瘤穿刺后针道种植转移的发生率很低，为 0.003% ~

0.009%，可能与穿刺操作过程和患者自身免疫功能有关。选择较短的射程、最短的穿刺距离、最少的穿刺次数可有效减少针道种植转移的发生。如果用同一根针重复穿刺，每次取材后，应对活检针进行清洁处理，一般采用 95% 乙醇擦拭 3 遍。在满足诊断需要的前提下，活检针外径的选择应遵循"宁细勿粗"的原则，以降低针道种植转移的概率。对于可切除的肿瘤，应将穿刺针道置于手术可切除的肝段内。上述措施可以减少针道种植转移的发生。

（2）其他并发症见肝弥漫性病变。

【穿刺活检后的护理】

见本节肝弥漫性病变。

二、肝脓肿穿刺置管引流术

【目的】

（1）充分引流脓液。

（2）脓腔减压。

（3）配合抗生素治疗，有效控制感染。

（4）局部冲洗。

【适应证】

（1）超声检查可以显示的肝内脓肿且液化充分。

（2）有安全的穿刺和（或）置管路径。

（3）较小或多发脓肿，可采用多次单纯穿刺抽液及冲洗；较大的脓肿采用置管引流效果更佳。

【禁忌证】

（1）出凝血指标重度超标。

（2）脓肿早期、脓肿尚未液化。

（3）脓肿因胃肠胀气、肺气肿等难以显示。

（4）穿刺针道无法避开大血管及重要脏器。

【器具】

（1）穿刺针：18 ~ 14 G PTC 穿刺针，长度 15 ~ 30 cm。

（2）导丝：直径 0.035 in.（0.09 cm），前端柔软呈 J 形的超滑导丝为首选。

（3）引流管：7 ～ 12 F，长 15 ～ 30 cm，前端带多个侧孔的猪尾形导管。为了使引流管不易脱出，选用拉线式前端猪尾锁定的引流管更为稳妥。

（4）尖刀片：置管引流时局部破皮用。

（5）引流袋：收纳引流液用，最好采用防回流式。

（6）三通管：可分别连接引流管和引流袋，方便脓液抽吸及脓腔冲洗。

【术前准备】

（1）检查血常规、出凝血指标。术前应行增强 CT 或超声造影扫查，有助于全面评估肝脓肿的位置、数目、大小、液化程度和范围等。

（2）患者禁食 6 ～ 8 小时。腹胀明显者，应事先服用消胀药或行胃肠插管减压。

（3）向患者做必要的解释，以消除其紧张情绪。

（4）术前签署知情同意书。

【不良反应和并发症防治】

超声引导下肝脓肿穿刺引流的并发症较少见。常见的并发症如下。

1. **出血**　应用彩色多普勒超声引导，可降低血管损伤的风险，但必须高度重视。误伤血管会引起腹腔内出血，主要发生在粗针穿刺或一步法置管引流。

2. **感染扩散**　对未充分液化和局限的脓肿穿刺或不适当高压冲洗，有可能导致病原菌大量进入血液循环，引起菌血症，甚至脓毒血症，患者表现为高热、寒战等症状。

3 **气胸、脓胸、肋膈窦损伤**　肝膈顶部脓肿穿刺置管引流时，进针点过高可能误伤胸膜或肺，引起气胸或脓胸。因此，超声引导穿刺必须避开含气肺组织和肋膈窦，选择肋膈窦以下肋间穿刺较适宜。

4. **膈肌损伤或穿孔**　对位置较高而显示困难的脓肿应尽量行两步法置管引流，同时在穿刺全过程中实时监视穿刺针尖尤为重要。

【临床疗效】

超声引导下肝脓肿穿刺抽吸和置管引流与外科手术引流相比，具有操作简便、微创、安全、疗效可靠、疗程短等优点。国内外大量文献显示此技术已经成为肝脓肿治疗的首选引流方式，使肝脓肿免除外科手术治疗，尤其对于术后及年老体弱危重患者具有特殊的应用价值，不仅减轻了患者的痛苦，而且避免了因手术带来的风险。

三、肝囊肿穿刺抽液及硬化治疗

随着介入性超声技术的发展，超声引导下经皮穿刺硬化治疗肝囊肿已成为目前临床首选的微创治疗方法。

【目的】

囊肿治疗的目的是使囊腔缩小或闭合，从而减轻和消除相应的临床症状。

【适应证】

（1）囊肿直径＞5 cm。

（2）压迫周围组织。

（3）合并感染。

【禁忌证】

（1）严重的出凝血功能障碍。

（2）无安全穿刺路径或者患者无法配合。

（3）怀疑恶性病变的不典型囊肿。

（4）怀疑与胆管相通。

（5）乙醇或聚桂醇过敏者，或近期应用头孢类抗菌药物者。

【术前准备】

（1）了解病史（重点是麻醉药及乙醇过敏史），明确适应证和禁忌证。

（2）进行血常规、凝血功能等实验室检查及血压、心电图检查。

（3）禁食4～6小时。

（4）签署知情同意书。

（5）穿刺针：18～21 G PTC针、21 G多孔穿刺针（乙醇针）、16～18 G塑料套管针及6～10 F猪尾导管针等。

（6）硬化剂多用浓度为99%医用无水乙醇注射液或1%聚桂醇注射液（10 mL : 100 mg）（硬化剂用法请见第一章第二节）。囊内单次无水乙醇注射液用量不宜超过100 mL，聚桂醇注射液留置总量不超过50 mL。

【不良反应和并发症防治】

1. 囊内出血　多因误伤囊壁及相应脏器实质所致，大部分病例经继续硬化治疗，出血即可停止。

2. 发热　少数患者可因无水乙醇硬化治疗后致热物质的吸收而体温升高，一般不超过38℃，常无须特殊处理。

3. 醉酒样反应　少数患者乙醇耐受性低，可出现皮肤潮红、头晕、呕吐、多语等症状，对症处理即可。

4. 疼痛　少数患者出现较为剧烈疼痛，多因无水乙醇漏出刺激肝肾被膜所致，症状常短时间内消失。

【临床疗效】

（1）可分别于术后1周、1个月、3个月、6个月、12个月随诊复查超声，观察囊肿的缩小、闭合程度。

（2）硬化治疗后囊肿闭合时间相对规律：直径＜5 cm的囊肿一般在3~5个月内闭合，直径6~10 cm的较大囊肿常需半年至1年闭合，直径＞10 cm的囊肿可能需要多次治疗，闭合多在1年以上。

四、肝肿瘤消融治疗

热消融疗法是借助特殊的治疗设备输入激光、微波、射频、高强度聚焦超声等能源，在肿瘤内部产生高温效应使癌组织毁灭。

射频消融是一种热凝固疗法，原理是将射频电流引入组织中，使其中的带电粒子震荡摩擦产热而直接毁损病灶；微波消融是将电磁波通过射频电极导入组织，在电极周围产生辐射场，使其周围带电粒子在电场作用下产生振动，并与周围其他粒子发生碰撞产热来达到消融病灶的目的；激光消融则是利用光能转换为热能并被组织吸收的原理，从而使肿瘤局部温度升高来灭活肿瘤，它产生的坏死范围较小，但消融更加精准，尤其适用于危险部位小肝癌的治疗。

射频消融与微波消融是治疗肝肿瘤最常用的热消融疗法，以下列这两种方法为例简要介绍。

【目的】

（1）热消融可作为局部治疗手段用于肝肿瘤的治疗，与手术切除相比，5 cm以下的肿瘤消融治疗可取得和手术切除相同的疗效，且损伤小、痛苦少、并发症发生率和死亡率低。

（2）拓宽肝癌治疗的适应证，热消融与开腹手术相比损伤小、对肝功能要求低，可使部分不能手术切除的患者得到局部治疗。

（3）对不能手术切除的肝癌进行姑息性减瘤治疗，减轻症状，改善患者生存质量，延长其生命。

（4）与经导管动脉化疗栓塞（transcatheter arterial chemoembolization，TACE）等其他治疗方法联合应用，可增强疗效。

（5）为肝移植前的桥梁治疗。

【适应证】

（1）直径 < 5 cm 的单发肿瘤和最大直径 < 3 cm 且数量在 5 个以内的原发性、复发性或转移性肝肿瘤。

（2）肝功能 Child-Pugh 分级为 A 级或 B 级，无严重的凝血功能障碍和心、肝、肾、脑功能障碍。

（3）肿瘤距离膈肌、胆总管、左右肝管、胆囊、胃肠道 0.5 cm以上。

（4）尤其适用于特殊部位手术切除困难、肝功能差或门脉高压不能耐受切除的肝癌治疗。

（5）肿瘤直径 > 5 cm 或数量 > 5 个不适宜手术者，热消融可和TACE 联合应用。

（6）转移性肿瘤对化疗和内分泌治疗敏感者，热消融可与化疗或内分泌治疗联合应用。

（7）肿瘤距离膈肌、肝总管、左右肝管、胆囊、胃肠道 < 0.5 cm者，应予人工胸腹水或无水乙醇注射联合应用。

（8）TACE 后残留或复发、局限性门静脉癌栓的治疗。

（9）肝移植供体等待期的过渡治疗。

相对适应证：对于肿瘤病灶较大、数目较多，但一般情况较好、无明显出血倾向、肝功能 Child-Pugh 分级 A 级或 B 级、不适宜进行手术切除和肝动脉化疗栓塞者，可行姑息性消融治疗，以减缓病情。

【禁忌证】

1. 绝对禁忌证

（1）严重的心、肺、肝、肾器官功能衰竭及意识障碍和呼吸控制困难。

（2）存在不可纠正的凝血功能障碍和出血倾向。

（3）弥漫性肝癌，或肝外转移灶生长快且无法控制。

（4）广泛门静脉癌栓、肝外胆管癌栓、肝静脉癌栓、下腔静脉癌栓。

（5）活动性胆系感染、败血症。

（6）近期有门脉高压食管静脉曲张破裂大出血。

（7）对装有心脏起搏器者严禁实施单极射频消融。

2．相对禁忌证

（1）肝功能 Child-Pugh 分级 C 级。

（2）血小板计数 $< 50 \times 10^9/L$，凝血酶原活动度 $< 60\%$。

（3）肿瘤外凸超过 1/3。

（4）顽固性大量腹腔积液。

（5）梗阻性黄疸。

【**术前准备**】

1．术前检查

（1）术前 2 周内行常规超声或超声造影检查和三期增强 CT 或 MRI 检查，判断肿瘤是否为消融治疗适应证。比对两种影像学检查，确保肿瘤数目、大小和位置一致。

（2）了解血、尿、大便常规，肝、肾功能，生化指标，凝血功能，肿瘤标志物 [甲胎蛋白（AFP）等]，血型，感染疾病筛查等资料。重点注意血小板、凝血酶原时间和凝血酶原活动度、肌酐、胆红素、电解质、血糖等指标，及时发现和纠正凝血功能指标和生化指标等异常。白细胞计数 $< 3 \times 10^9/L$、血小板计数 $< 50 \times 10^9/L$、肌酐 $> 300\,\mu mol/L$、谷草转氨酶和谷丙转氨酶大于正常上限 3 倍、Child-Pugh 分级不能达到 B 级者，应进行相应处理和纠正。

（3）有心电图明显异常、冠心病史、心脏手术史的患者需行超声心动图检查，并请心脏内科会诊。

（4）行胸透或胸部 X 线检查。胸廓畸形、肺部病变者应请胸外科会诊。

2. 医师准备

（1）详细询问既往病史、药物过敏史，高血压、糖尿病等慢性病及用药情况，体内有无起搏器、金属植入物和义齿等。根据患者的年龄、基础疾病、肝储备功能等评估患者的获益与风险。

（2）了解影像学检查结果，包括超声、CT、MRI，明确待消融肿瘤的位置、大小、数量及与周围组织器官的关系，确定安全穿刺路径并制订最佳治疗方案。

（3）向患者及其家属告知治疗目的、预期治疗效果、治疗风险及可能发生的并发症和预防措施等，令其签署知情同意书。

3. 患者准备

（1）术前禁食、禁水 6 小时。

（2）术前排空小便。

（3）按常规服用慢性高血压、糖尿病药物，但需要停用阿司匹林、华法林等抗凝药物 5 ~ 7 天。

4. 药品准备

（1）一般药物：麻醉药、镇静剂、镇痛药、止吐药、止血药、阿托品、激素、抗生素、生理盐水、糖盐水、碳酸氢钠注射液等。对有感染风险的病例应预防性使用抗生素。

（2）特殊用药：强心药、抗心律失常药、升压药、降压药、呼吸兴奋剂等。

5. 器械准备

（1）消融相关的仪器：射频或微波消融仪、消融电极、活检穿刺针、彩色多普勒超声仪。根据操作者情况准备穿刺引导架及测温针、融合成像及磁导航系统。

（2）监护及抢救设备：多功能监护仪、氧气通道、麻醉机、除颤器及吸引器等。

（3）其他器械：无菌探头套及消毒手术包。

【注意事项】

（1）消融肿瘤大小及个数无明确限制，但推荐单次治疗肿瘤数最多不超过 5 个，肿瘤最大直径不超过 5 cm。当肿瘤直径较大时，建议联合 TACE 治疗。

（2）在不能确保安全穿刺路径或肿瘤在声像图上显示不清时，严禁盲目对肿瘤进行热消融治疗。

（3）穿刺过程要清晰显示针尖的位置，消融过程中应固定好针柄，以免针尖位置随呼吸运动发生改变。

（4）掌握一定的消融技巧，对有明确滋养动脉的肝癌，可先凝固滋养动脉再行肿瘤消融。对于外生性肿瘤的消融，可首先选择经正常肝实质穿刺消融肿瘤基底部后再行瘤体的消融，从而减少肿瘤破裂出血的风险。

（5）根据肿瘤位置、大小、数量及毗邻结构等相关信息，灵活运用生理盐水建立隔离带、导管注水降温等保护手段，选择恰当的辅助治疗方法。位于肝表面的，邻近膈肌、胃肠道等器官或组织的肿瘤消融可通过建立人工胸腹水或放置测温针以确保安全消融；对于胆管旁肿瘤的消融治疗，可自胆总管插管至肿瘤近端持续注入低温生理盐水进行辅助降温；对胆囊旁的肿瘤可向胆囊床注水以避免胆囊壁损伤；对大血管旁肿瘤可辅以经皮注射无水乙醇治疗（percutaneous ethanol injection therapy，PEIT）以确保完全消融。

（6）带心脏起搏器的患者经评估获益大于风险时可行微波或双极射频消融治疗，但在治疗过程中应该密切监测心电图及血氧饱和度，并在治疗后检查心脏起搏器是否正常工作。

（7）有多发基础疾病的复杂病例应在治疗前进行多学科会诊，反复评估患者的获益与风险，并制订科学合理的个性化治疗方案，以延长患者生存期和提高生活质量为目标，进行多学科联合治疗。

（8）原发初治病例消融前推荐行穿刺活检。

【不良反应和并发症防治】

超声引导热消融治疗肝肿瘤属于微创操作，并发症的发生率较低，且多具有自限性，通常情况下无须进行干预处理。热消融的常见并发症及不良反应如下。

1. **腹部疼痛**　消融治疗后最常见的症状。通常为持续数天的Ⅰ～Ⅱ级疼痛，部分患者可持续1～2周。多数情况下无须进行干预，必要时可予止痛药治疗。

2. **消融后综合征**　治疗后患者出现的短暂的、自限性的轻度发热、恶心、呕吐等不适症状。上述症状通常在 1 周内消失。

3. 胸腔积液或腹腔积液　多数患者可在消融后出现少量的反应性胸腹腔积液，多可自行吸收，无须处理。如大量胸腹腔积液导致患者出现呼吸困难等症状则应进行穿刺抽液或引流。

4. 肝功能损伤　患者在治疗后出现转氨酶的升高或 Child-Pugh 分级的漂移，多在治疗后 1 周至 1 个月内恢复。肝功能的损伤与消融肿瘤的大小和位置有关。肝硬化严重的患者应在治疗前对肝功能进行评估，并在治疗后及时保肝治疗。

5. 肾功能损害　治疗肿瘤过多、治疗时间过长易导致一过性肾功能损害。为预防肾功能损害可用 5% $NaHCO_3$ 100 ~ 250 mL 静脉滴注以碱化尿液，适当补液及利尿可减少肿瘤坏死产生的酸性物质造成的损害，或用激素如地塞米松减轻治疗引起的肾小管水肿，以保护肾功能。

6. 邻近脏器的热损伤　包括膈肌、胆道及胃肠道的损伤。上述组织或器官的轻度损伤无须处理，但严重时可导致膈肌、胃肠道的穿孔及胆汁漏，从而引起严重并发症。因此，对邻近上述部位的肿瘤进行消融时，应当引起足够的重视。

7. 出血　多为穿刺针道或穿刺损伤大血管所致，常发生在有出血倾向或肿瘤位于肝表面的患者中。少量出血可行压迫止血或烧灼针道止血；活动性出血时可行动脉栓塞止血、消融止血或开腹止血；失血性休克可在输血、补液、升压的同时进行选择性动脉插管栓塞止血或局部热消融止血等治疗。

8. 肝脓肿　胆道系统的异常，如胆肠吻合、十二指肠乳头切开、胆道支架及不明原因的胆道积气，是发生肝脓肿的重要因素。治疗过程中应高度重视无菌操作，对高危患者可预防性应用抗生素，糖尿病患者术前应严格控制血糖。

9. 其他罕见并发症　包括气胸、肿瘤种植转移、皮肤烫伤、肝内动 - 门静脉瘘形成及门静脉血栓形成等，通过规范化操作和对周围组织或器官的保护可预防上述并发症的发生。

【疗效评估与随访】

1. 评估内容　消融后即刻评估操作是否成功及消融后 1 个月进

行疗效评估。

2. 评估方法　①增强 CT 和增强 MRI：肝肿瘤热消融疗效评估和随访监测的金标准；②超声造影：肝肿瘤热消融后常用的随访监测方法。对于肝内复发病灶的监测，超声造影是较为有效的影像检查方法，但增强 CT 和 MRI 可提供较好的回顾性对比和与周围的解剖关系，是监测肝内及肝外复发灶有效的影像方法。因此，推荐将超声造影和增强 CT 或 MRI 结合起来进行热消融治疗肝肿瘤影像学随访。此外，在热消融治疗后应结合实验室检查，如肿瘤标志物 AFP 及肝功能指标来判断治疗效果。穿刺活检一般不作为判断疗效的常规方法，仅作为影像学诊断困难时的补充手段。

3. 评价标准　①完全消融：治疗之后首次增强 CT/MRI，肿瘤内未见强化；②不完全消融：治疗后首次增强 CT/MRI，消融区周边在动脉期出现不规则的强化灶应高度怀疑消融不完全，可再次补充消融治疗；③局部肿瘤进展：先前判定为完全消融的病灶内出现新发强化灶或周边出现与消融区相连的强化灶。

4. 随访监测　经增强影像评估为完全消融的患者，应进行规律的影像学和实验室检查随访。每 3 个月行超声造影、肿瘤标志物及肝功能检查 1 次，每 12 个月行增强 CT 或增强 MRI 检查 1 次。如随访中发现并发症或影像学异常，或肿瘤标志物和肝功能变化，随时进行进一步检查。

【肝癌热消融治疗的临床价值和局限性与其应对策略】

近年来，以肝癌热消融治疗，尤其是射频消融（radio frequency ablation, RFA）为代表的肝癌局部治疗，具有无创及安全有效的特点，已被临床医师认可，成为肝细胞癌（hepatocellular carcinoma，HCC）的根治性治疗选择之一。但是因受仪器条件的限制，RFA 对于较大的肝肿瘤和位置不佳的肝肿瘤治疗相对困难，复发及并发症风险增加。随着 RFA 治疗手段及治疗观念的成熟，RFA 联合肝动脉化疗栓塞术、无水乙醇注射及化疗等技术可提高较大肝癌的治疗效果。此外，在影响 RFA 治疗效果的因素中，肝癌的病灶位置是一项重要因素。由于肝肿瘤紧邻重要结构，安全范围有限，治疗的并发症及复发风险增加。通常，研究者将邻近（≤ 5mm）大血管、胆管、胆囊、胃肠或膈肌的位置定义为难治位置。针对这些难治位置的肿瘤，要采取特殊方法或 RFA 技巧，如对大血管旁的肿瘤，应用不直接穿刺肿瘤的 NO-touch 射频消融技术；较长的消融时间和较低功率下逐步增加功率；RFA 联合 TACE 或冷冻消融。对邻近胆囊的肿瘤，临床应用需谨慎，必要时可使用内部冷却电极 RFA 治疗。对邻近胃、肠管的肿瘤，在肿瘤与附近的胃、肠管之间使用人工腹水保护胃肠。对膈肌附近的肿瘤，采用在膈下或膈上注水，先消融邻近膈肌的肿瘤区域，再消融其他区域，且进针方向自足侧朝向膈肌等。如此，以提高这些难治部位肿瘤的疗效。

第二节 胆囊及胆道系统介入性超声

一、经皮经肝胆囊穿刺置管引流术

经皮经肝胆囊穿刺置管引流术（percutaneous transhepatic gallbladder drainage，PTGD）是一种简便的胆囊穿刺置管引流技术，主要用于治疗患有急性胆囊炎而手术风险很高的危重和老年患者，对低位胆道梗阻患者也可达到胆道引流的作用。

【目的】

（1）胆囊引流减压，控制感染。

（2）为低位梗阻患者引流胆汁，减轻黄疸，改善肝功能。

【适应证】

PTGD 是结石性或非结石性胆囊炎、胆管炎、胆道梗阻的方便减压方法。

（1）急性胆囊炎。

（2）胆总管下端梗阻。

（3）急性化脓性胆管炎。

（4）妊娠期急性胆囊炎。

【禁忌证】

（1）有凝血功能障碍。

（2）全身衰竭不能耐受经皮经肝穿刺。

（3）有大量腹腔积液。

（4）胆囊充满结石或无结石但胆囊腔过小。

（5）由于胃肠气体、肋骨干扰或患者过于肥胖导致胆囊显示不清。

（6）患者无安全穿刺路径。

【器具】

1. **穿刺针**　17 G 或 18 G，长 20 cm，针尖呈斜面带有针芯。

2. **导丝**　直径 0.035 in.（0.09 cm），长 40 ~ 60 cm，前端柔软呈 J 形。

3. **引流管**　7 ~ 9 F，前端卷曲成猪尾状，有侧孔。

4. **扩张管**　特氟龙制，6 ~ 8 F，长 10 ~ 15 cm。

5. **套管针**　可选 17 G 或 18 G 穿刺针，紧套于针外壁的导管为聚乙烯或四氟乙烯薄壁导管，长度与穿刺针相同，管尖呈锥形，前端可卷曲成猪尾状，有侧孔。

【术前准备】

（1）常规检查血常规、凝血功能、肝肾功能。

（2）积极纠正严重的内科合并症。

（3）术前半小时肌内注射阿托品 0.5 mg，地西泮 10 mg，术前测血压、心率。

（4）急性化脓性胆囊炎通常伴有高热、脱水症状，术前应快速静脉滴注加有抗生素和肾上腺皮质激素的液体，如有低血压应予以纠正，注意防止 DIC 的发生。

（5）术前签署知情同意书。

【注意事项】

（1）力求一次穿刺置管成功，尽可能减小粗针对肝和胆囊的损伤。

（2）局部麻醉需达肝包膜，避免针尖刺入肝包膜时患者因疼痛而深呼吸，使肝发生运动。

（3）穿刺时要求患者平静呼吸，以免深吸气情况下皮肤与肝之间产生错动使置管困难。

（4）胆囊穿刺部位应该选择在胆囊与肝接触最紧密的胆囊体近胆囊颈的部位，不宜在胆囊壁的游离部位进行穿刺，易造成胆漏，引起胆汁性腹膜炎。

（5）穿刺和置管过程应有满意的超声监视，要避免用力过猛而贯穿损伤胆囊后壁。

（6）置入的引流管在胆囊腔内应有一定的长度，以免脱出。

（7）术后要卧床休息 24 小时，密切监测生命体征并观察症状，术后 4～6 小时，可能会出现局部和肩部疼痛。

（8）PTGD 术后 1 周应进行胆囊造影，判断胆囊管的通畅程度、有无胆囊管结石和观察引流管位置，术后 2～3 周试行闭管，当胆囊管通畅且胆囊造瘘窦道形成时方可拔出引流管。

（9）长期置管引流患者，需 3 个月更换一次引流管。

（10）治疗前应让患者或其亲属知情，了解治疗目的、方法、疗效及治疗过程中可能发生的不适症状、并发症及意外情况等，患者或其亲属表示同意治疗后签署知情同意书。

【不良反应和并发症预防】

超声引导下经皮经肝胆囊造瘘术的并发症较少，通常发生于手术即刻或数天内。

1. **胆漏** 胆漏是最常见的并发症之一，处理同经皮经肝胆管穿刺置管引流术。

2. **胆道内出血** 发生率较低，约占 10%，多发生于术后 24 小时内，一般症状较轻，如血块未造成胆道梗阻，则无须特殊处理。

3. **其他** 其他少见并发症有迷走神经反射、脓血症、胆汁性腹膜炎、气胸、肠管穿孔、继发感染和引流管脱出。

4. **远期并发症** 引流管脱出和复发性胆囊炎。

【临床疗效】

PTGD 是一种应急措施，常用于高龄、危重而不宜立即进行外科手术的患者，通过胆囊引流减压达到控制感染、改善肝和全身情况的目的，为手术创造条件。通过留置在胆囊内的导管，还可进行胆系造影、抽吸胆汁做细胞学或细菌学检查，以进一步明确病变的性质和病因，还可通过导管进行溶石疗法和扩张取石。

二、经皮经肝胆管穿刺置管引流术

以往胆管引流需依靠开腹手术完成，经皮经肝胆管穿刺置管引流术（percutaneous transhepatic cholangial drainage，PTCD）是在经皮经肝穿刺胆管造影术的基础上发展而来的。近年来，由于高分辨率实时超声仪的应用和导管治疗技术的发展，使得经皮经肝胆管引流术可以在不依托于胆管 X 线造影的先决条件下直接完成。

【目的】

（1）引流胆汁，减轻黄疸，改善肝功能。

（2）术前胆道减压或姑息性引流。

（3）急性化脓性胆管炎胆道引流，控制感染。

（4）为胆道支架置入建立良好的通道。

【适应证】

凡胆管梗阻导致胆汁淤积并且不能手术或不宜马上手术者，均适于 PTCD 治疗，主要适应证如下。

（1）临床上各种良性或恶性病变引起的梗阻性黄疸，肝内胆管直径在 4 mm 以上，需要术前行胆道减压或姑息性胆道引流。

（2）胆道梗阻合并化脓性胆管炎，尤其是高龄和休克等危重患者，须紧急行胆道减压引流。

（3）超声检测肝内胆管直径为 4 mm 左右，但肝门区胆管直径 > 10 mm，且细针诊断性胆管穿刺抽出混浊或脓性胆汁者也应置管引流。

【禁忌证】

（1）绝对禁忌证很少。

（2）相对禁忌证：①有严重出血倾向及全身衰竭；②有大量肝前腹腔积液；③患者不能配合穿刺。

【器具】

1. 穿刺针　17 G 或 18 G，长 20 cm，针尖呈斜面带有针芯。

2. 导丝　直径 0.035 in.（0.09 cm），长 40 ~ 60 cm，前端柔软呈 J 形。

3. 引流管　7 ~ 9 F，前端卷曲成猪尾状，有侧孔。

4. **扩张管** 特氟龙制，6 ~ 8 F，长 10 ~ 15 cm。

5. **套管针** 可选 17 G 或 18 G 穿刺针，紧套于针外壁的导管为聚乙烯或四氟乙烯薄壁导管，长度与穿刺针相同，管尖呈锥形，前端可卷曲成猪尾状，有侧孔。

【术前准备】

（1）常规检查血常规、凝血功能、肝肾功能。

（2）黄疸严重者术前 3 天开始肌内注射维生素 K，术前 2 天静脉滴注胆道排泄性抗生素。

（3）术前禁食 8 ~ 12 小时，术前半小时肌内注射阿托品 0.5 mg，地西泮 10 mg，术前测血压、心率。

（4）应详细了解患者病情，结合超声检查资料选择相应穿刺部位及进针路径。

（5）术前应向患者做必要的解释，如患者情绪紧张可用小剂量镇静剂，根据操作需要，尽可能教会患者如何配合穿刺。

（6）急性化脓性胆管炎通常伴有高热、脱水症状，术前应快速静脉滴注加有抗生素和肾上腺皮质激素的液体，如有低血压应予以纠正，注意防止 DIC 的发生。

（7）患者在术前应签署知情同意书。

【注意事项】

（1）穿刺中经常发生一种情况：显示器上可见穿刺针已进入胆管，而回抽未见胆汁，出现此现象的原因是容积效应，穿刺针并未完全进入胆管。预防方法是显示靶胆管后左右侧移动探头，当靶胆管显示最清晰时表示靶胆管已位于声束中央，此时再操作，同时应体会穿刺针进入胆管时的突破感。

（2）局部麻醉需达肝包膜，避免针尖刺入肝包膜时患者因疼痛而深呼吸，使肝发生运动。

（3）穿刺时要求患者平静呼吸，以免深吸气情况下皮肤与肝之间产生错动使置管困难。

（4）避免将左右肝管、肝总管作为靶胆管。

（5）为了降低出血并发症，应尽可能减少进针次数，避免误伤大血管，重新穿刺时针不必退出肝包膜外。

（6）术后卧床 24 小时，观察胆汁的成分，是否混有血液成分，并密切观察引流量，以防引流管堵塞或脱落。

（7）术后继续使用维生素 K 和广谱抗生素 3 天以上。

（8）引流管脱落多发生在术后 1 周以内，在此期间应根据患者情况进行 X 线检查，从而及早发现并校正引流管的位置。

（9）当肝内胆管扩张不明显时（靶胆管内径＜ 4 mm），应待其扩张后再进行穿刺置管，若病情需要立刻进行治疗，建议在超声引导下穿刺，在 X 线监视下置管，如此可增加成功率，降低并发症的发生率。

（10）对于一些肿瘤引起的胆管梗阻患者，需要进行术前评估，了解肿瘤位置、分期及相应的治疗策略，特别是一些高位胆管癌患者，往往离肿瘤近的胆管扩张明显，但也往往是手术需要切除的部分，因此，对于这类患者 PTCD 往往要选择手术不被切除的肝扩张胆管，以起到保存残余肝功能的作用，而非选择需要切除部分的肝内胆管进行穿刺置管。

（11）一侧或一支胆管穿刺置管成功后，可经引流管行胆管内超声造影评估其他胆管是否相通，来确定是否需要其他胆管穿刺置管引流。

（12）治疗前应让患者或其亲属知情，了解治疗目的、方法、疗效及治疗过程中可能发生的不适症状、并发症及意外情况等，患者或其亲属表示同意治疗后签署知情同意书。

【不良反应和并发症防治】

1. 胆漏和胆汁性腹膜炎　为最主要的并发症，与胆道梗阻后其内压力较高、穿刺直接损伤胆管及放置引流管不顺利或置管后短期内脱管有关。一般胆漏并不一定引起严重的胆汁性腹膜炎而导致患者休克和死亡，关键在于要早期发现，如果患者出现右上腹剧烈疼痛和明显肌紧张，强烈提示有胆漏发生，应尽早进行超声检查，并经引流管造影，了解引流管位置，保证胆道外引流通畅。若腹腔内有积液，要在超声引导下做腹腔穿刺抽液及置管引流，病情严重者应采取手术治疗。

2. 胆道内出血　原因是置管操作过程中损伤血管，继而形成假性动脉瘤等。如果引起压力性坏死再次损伤胆管或受到胆道恶性肿瘤侵犯时便易发生胆道出血，从而致引流管内涌出大量血液。如胆汁内混有少量血液可不做特殊处理，如涌出大量血液应立即将引流管封闭，同时采用血管造影下肝动脉栓塞术处理胆道出血。

3. **腔内出血** 较少见，常因粗针穿刺或因各种原因引起的置管操作失败，肝表面留下裂隙出血口等造成，通常不引起严重症状，保守治疗即可，出血严重而不能停止者可采取肝动脉栓塞或手术治疗。

4. **菌血症** 临床上有明显急性胆道感染表现时，做 PTCD 应限于胆道引流，不宜造影检查。否则，推注造影剂后可急剧增加胆道内压，使小胆管和肝血窦间形成解剖性吻合，使感染胆汁直接流入静脉，从而发生术后菌血症。

5. **胆管－门静脉瘘** 胆管与门静脉紧贴，穿刺针穿透胆管后很容易进入门静脉，导致压力较高的胆汁经针道进入门静脉，从而使患者出现寒战、高热，继而发生菌血症；当门静脉压力高于胆道压力时，门静脉血液进入胆道，出血量大时可在胆道内形成大量凝血块，引起胆系感染和黄疸加重。临床上可采取调整引流管位置并更换更粗的引流管的方法压迫止血。

6. **其他** 如低血压、气胸等，一旦发生要立即处理。

7. **引流管堵塞或脱落** 大多发生在远期，需冲洗或更换引流管，必要时重新置管。

【临床疗效】

（1）重度黄疸的患者施行手术死亡率较高，PTCD 可使胆管减压，改善患者肝肾功能、全身营养状况和免疫功能，为手术治疗创造条件，减少术后并发症，提高术后存活率。

（2）对于不能手术的患者，PTCD 可以作为姑息性治疗措施，起到改善症状、延长生命的作用，同时为胆道支架的置入建立良好通道。

（3）对急性化脓性胆管炎患者传统采用胆总管切开引流术作为急救措施，但对年老体弱和休克患者其危险性甚高，PTCD 操作简便、治疗时间短、创伤小，可在床旁施行，便于急诊、危重或高龄患者的治疗，可作为急性化脓性胆管炎患者首选的胆道引流术。

第三节　胰腺介入性超声

一、经皮胰腺穿刺活检术

胰腺为腹膜后器官，穿刺路径常经过胃或肝，周围解剖结构复杂，并发症发生的风险较腹腔内器官高，被认为是最困难的穿刺活检部位之一。随着超声引导技术的提高和穿刺设备的改进，胰腺穿刺活检的成功率和安全性显著提高，取材成功率可达 90% 以上，在胰腺疾病明确诊断和病情评估方面发挥重要作用。

【目的】
明确胰腺局灶性病变的性质、病理类型及分化程度。

【适应证】
超声引导下穿刺活检适用于超声可见的胰腺局灶性病变或弥漫性病变。

（1）胰腺局灶性病变良恶性鉴别、病理分型等。

（2）胰腺弥漫性肿大，须明确病因（如慢性胰腺炎、自身免疫性胰腺炎和弥漫性胰腺癌）。

（3）胰腺移植后不明原因的胰腺功能损害和排斥反应。

【禁忌证】
（1）一般情况差、不能耐受穿刺、呼吸无法配合。

（2）有明显出血倾向及凝血功能障碍。

（3）急性胰腺炎、慢性胰腺炎急性发作。

（4）严重肝硬化及大量腹腔积液。

（5）胰管明显扩张且无法避开，穿刺可能导致胰瘘。

（6）消化道梗阻胃肠道扩张。

（7）肿瘤内部或周围血管非常丰富，无安全穿刺路径。

【术前准备】
1. 患者准备

（1）检查血常规、凝血功能，必要时查心电图。对有出血倾向及凝血功能欠佳的患者应予术前对症处理或预防性处理。女性受检者应避开月经期。

（2）禁食 8 ~ 12 小时或以上。

（3）询问有无抗凝药使用史和药物过敏史，停用抗凝药 3 ~ 5 天。

（4）较重的咳喘患者应在症状缓解后再行穿刺。

（5）向患者详细说明穿刺过程，并取得患者配合。

（6）术前常规签署知情同意书。

2．器械准备

（1）彩超仪配有穿刺引导功能，选用穿刺探头或穿刺引导架。

（2）无菌活检装置，包括活检枪、穿刺引导针及活检针等。穿刺引导针为一端呈尖锐斜面的空心金属针，用来建立皮下隧道、防止针道偏移及减少针道种植转移，需根据组织活检针的针型选择相应规格的穿刺引导针。组织学检查多用 18 G 的活检针。

（3）承载标本的滤纸和标本盒。

（4）无菌穿刺包和探头无菌隔离套。

3．药品准备　常规抢救药品、麻醉药物、抗过敏药、止血药等。

【注意事项】

（1）严格掌握适应证及禁忌证。

（2）术前训练患者屏气，以便配合。

（3）进针前全面了解病灶内部及周围血管、胆管的走行，选择合适的穿刺通道，以防出血等并发症的发生。穿刺尽量避开胰管。

（4）对于较大肿瘤应行多方向、多部位、周边取材，取材要有足够的代表性，以免取材组织为坏死组织而影响诊断。

（5）确定病灶内坏死、囊变区很关键，超声造影能帮助定位病灶内存在血管的区域，从而提高穿刺活检阳性率。

（6）穿刺前建议先进行必要的多学科讨论，确定肿瘤的分期，如果为可手术切除的肿瘤，建议穿刺针道要选择在手术切除的区域，这样可预防针道种植转移。

（7）对于一些质地较硬的肿块，用全自动弹射枪活检往往会导致穿刺过程中针道偏移，可选用半自动活检枪，先把穿刺针穿到病灶前沿，根据穿刺取材长度再把带凹槽的穿刺针推进到病灶内，然后触发穿刺按钮，把套针自动弹射入病灶内，完成一次取材过程。

【不良反应和并发症防治】

1. **腹痛和腹膜炎**　一般轻微且短时间内可缓解。少数因胰瘘、胃肠液漏形成腹膜炎，轻者禁食、补液、抗感染，使用减少消化液分泌的药物；重者留置胃管，按外科急腹症处理。因此，术前、术后应禁食，术中尽量避开胰管和扩张的胃肠道，术后必要时可使用减少胰液分泌的药物。

2. **出血**　严重出血者少见。合理选择穿刺适应证、穿刺路径和取材靶区，是降低出血风险的有效措施。为减少穿刺次数，特别要注意活检枪激发后的弹射距离，必须保证弹射后针尖不损伤深部血管。

3. **感染**　探头及穿刺针等要进行严格消毒。穿刺过程遵循无菌原则，通常可以避免感染。

4. **腹腔脏器损伤**　超声引导下穿刺活检术，可能会误伤胰周血管、胆管或肝外器官，而出现胆汁漏、气腹等并发症。术前应选择最佳的体位、进针角度和深度，术中应应用彩超清晰显示穿刺针的行进路径，尽量避免不必要的穿刺进针次数，防止腹腔脏器的损伤。

5. **针道种植转移**　选择较短的射程、最短的穿刺距离、较少的穿刺转移次数，在满足诊断需要的前提下，活检针外径的选择应遵循"宁细勿粗"的原则，以降低针道种植转移的概率。应用引导针也可以减少针道种植转移。

【穿刺活检后的护理】

注意监测患者血压、脉搏、呼吸等生命体征的变化，及时发现并发症。术后并发症约 60% 发生于术后最初 2 小时内，80% 发生于术后 4 小时内。

二、胰腺囊肿的穿刺诊断和治疗

临床将胰腺囊肿分真性囊肿和假性囊肿，后者发病率占胰腺囊性病变的 75%，常继发于急、慢性胰腺炎或胰腺损伤。外科手术是目前比较公认的干预方法，然而外科手术风险较大，如胰漏、出血等并发症发生率为 20% ～ 40%，死亡率为 2%。因此，早期内科微创治疗尤为重要。超声声成像是一种评估胰腺囊性病变和确定内部结构的重要方法，比如是否存在间隔、囊壁厚度和囊壁上是否存在结节或肿块。自 1976 年 Hancke 等首先报道超声引导下经皮穿刺胰腺囊肿抽液之后，该技术逐步成为常规诊断和治疗胰腺囊肿和脓肿的有效方法。

【适应证】

（1）超声显示为胰腺囊肿，但声像图表现不典型，尤其是与胰腺囊腺瘤和囊腺癌等肿瘤鉴别困难，需要进一步穿刺确诊。

（2）穿刺抽液治疗适用于以下几种情况：①有症状或可能出现并发症的胰腺囊肿，最适于治疗的是中等大小（5 ~ 7 cm 左右）的胰腺囊肿，假性囊肿＞ 6 cm，持续时间＞ 6 周或近期影像学显示囊肿不断增大等；②胰腺囊肿合并感染；③巨大胰腺囊肿引起明显的腹部压迫症状或胆道和胃的梗阻以及急性形成，并迅速增大的胰腺囊肿面临破裂危险需行减压治疗；④不适合手术的胰腺囊肿，如有症状、高龄及合并其他疾病不能耐受外科手术；⑤患者拒绝外科手术。

【禁忌证】

（1）存在凝血功能障碍，有严重出血倾向。

（2）妊娠期，患者体质差且风险过高不能耐受手术。

（3）急性期如急性胰腺炎和（或）存在胰腺坏死。

（4）主胰管扩张或欲实施聚桂醇硬化治疗，而存在囊肿与胰管相通。

（5）中等量以上腹腔积液，门脉高压、全身状况衰弱或合并其他严重疾病，精神高度紧张及不合作。

（7）欲实施聚桂醇硬化治疗，而有乙醇过敏。

【术前准备】

1. 患者准备

（1）治疗前常规检查凝血功能、肝肾功能、血糖、传染病及心电图、胸片等，并告知患者及其家属术中、术后可能会出现的情况并使其签署介入超声治疗知情同意书。询问患者是否有高血压、冠心病、糖尿病、慢性肺部疾病等病史，是否存在乙醇过敏史。

（2）拟行囊肿 X 线造影的患者，应询问其有无碘过敏史，并进一步行碘过敏试验。

（3）术前患者禁食 8 ~ 12 小时。腹胀明显者，应事先服用消胀药或灌肠。

2. 器械准备

（1）超声引导设备，选用高分辨率实时超声诊断仪，可使用探头附加穿刺器引导穿刺；穿刺经验丰富者，也可徒手进行操作。

（2）穿刺针，诊断性胰腺囊肿穿刺常用 20 ~ 22 G 带针芯细针。穿刺抽液治疗时，应根据胰腺囊肿的大小和囊内碎屑量的多少，选用 18 ~ 20 G 穿刺针；若抽液治疗小囊肿也可用 20 ~ 22 G 细针。

（3）如需穿刺置管外引流者，还应准备套管针、穿刺输液导管、引流导管（8 ~ 14 F）、导丝、扩张导管、双腔管等。

（4）其他操作用具，同肝脏囊肿穿刺诊断及治疗。

【注意事项】

（1）穿刺径路尽量避开胰腺实质。

（2）大的胰腺囊肿可经腹壁直接穿刺进入囊腔，较小或位置比较深的胰腺囊肿，可采用细针通过胃肠道和肝脏进针。但若使用外径 > 1 mm 的粗针如 18 G 抽液治疗时，穿刺路径必须避开肝脏。如无适宜的上腹部穿刺径路，也可选择侧方肋间隙穿刺。

（3）穿刺针进入囊壁时，宜迅速刺入，避免缓慢进针时因囊壁硬、阻力大而沿囊壁外滑行，导致穿刺失败。

（4）注入造影剂之前，应抽吸囊液减压，再注入造影剂，避免直接注入致囊内压突然增高而使囊液外溢。

（5）当对胰腺囊肿置管引流时，应观察囊液的性状和数量，并严防引流管脱出。

【术后处理】

（1）穿刺后患者应静卧 4 小时，注意观察血压、脉搏和腹部情况，24 小时内禁止剧烈活动。

（2）穿刺后 3 天内检查血淀粉酶。

（3）术后定期超声检查随访囊肿大小和回声变化，注意囊肿有无复发。

【不良反应和并发症防治】

不良反应或并发症为上腹部局部不适或胀痛、感染、出血、胆漏、胰漏、休克等。超声引导下选择最佳穿刺点，避开血管、肝等器官。

术后留院观察 4 小时，嘱患者禁食、禁水，密切观察患者有无气促、发热、疼痛等表现。对于体质较差的患者给予心电监护，若出现心律失常、休克等严重并发症，给予静脉滴注或肌内注射 5～10 mg 地塞米松并进行其他对症处理。若出现轻度过敏反应如皮肤瘙痒、红疹等，口服抗组胺类药物。

【临床疗效评价】

随访及疗效判定标准：对患者随访 3 个月并记录患者相关并发症及不良反应；3 个月后复查超声，临床症状缓解，囊肿直径缩小≥50% 或缩小至≤2 cm 或完全消失为有效，囊肿直径缩小<50% 或无变化甚至增大为无效。

【临床价值和意义】

超声显像可显示胰腺含液性占位病变，但其声像图无特异性。胰腺脓肿，血肿，胰腺肿瘤出血、坏死，胰腺囊腺瘤或囊腺癌，以及透声性好的邻近胰腺部位的腹部肿瘤和胰大淋巴结等有时均易与胰腺囊肿混淆。此外，胰腺囊肿合并感染或囊肿内出血及不典型的胰腺囊肿也可能有类似胰腺实质性肿物的声像图表现。因此，单靠超声图像难以将胰腺囊肿与以上疾病鉴别，更无法确定其良、恶性。

超声引导下经皮穿刺对胰腺囊肿的诊断有一定的价值，穿刺抽出的囊液可作常规、生化、细菌学和细胞学等检查，有助于诊断和鉴别诊断。囊液内的淀粉酶活性增高，可确定囊肿来自胰腺，这也是诊断胰腺假性囊肿的重要依据，囊内不同活性的淀粉酶水平，反映了胰腺假性囊肿与胰腺导管系统存在着不同程度的沟通。此外，穿刺抽液后，向囊腔内注入造影剂能显示囊腔、囊壁及囊腔与胰管的交通，可为进一步诊疗提供更多信息。

超声引导下经皮胰腺囊肿穿刺引流还有一定的治疗价值。若囊肿合并感染，在抽液的同时还可向囊腔内注入药物以控制感染。超声引导下经皮穿刺治疗胰腺囊肿简便、经济、相对安全和有效，可作为治疗胰腺假性囊肿的首选方法。

近年来，超声引导下对囊肿穿刺引流并注入聚桂醇硬化剂的应用受到临床的重视。聚桂醇注射硬化治疗胰腺囊肿主要是破坏囊壁内皮细胞，产生无菌性炎症，使内皮组织萎缩、囊腔粘连闭合，同时具有止痛、收敛、消炎的作用，且其具有温和、无刺激性等特点，可直接存留在体内，不需要多次冲洗，一般不会引起剧痛、醉酒样反应等。但超声引导下抽吸引流和聚桂醇注射硬化治疗对于胰腺囊肿的疗效和安全性尚有待多中心、大样本的临床研究资料论证。

第四节　脾脏介入性超声

一、脾穿刺活检术

脾局灶性病变少见，超声检出率为 0.1% ～ 1.0%，良性病变较恶性病变常见。仅通过病史、实验室检查和常规影像学鉴别诊断较困难，超声引导穿刺活检可使得绝大多数病例获得明确诊断。

【适应证】

（1）各种影像学检查发现的脾局灶性病变且不能明确诊断。

（2）淋巴瘤或血液病患者需要了解脾浸润情况。

（3）脾外恶性肿瘤患者怀疑脾转移。

（4）免疫缺陷患者发现脾局灶性病变。

（5）怀疑疟疾或黑热病，而血液、骨髓病原学检查未能证实。

（6）不明原因发热，脾内发现异常病灶。

（7）囊性病变，怀疑脓肿或恶性肿瘤坏死液化。

【禁忌证】

（1）凝血功能异常不能纠正。

（2）缺少安全的穿刺路径。

（3）患者不能配合，如频繁咳嗽、躁动、意识不清等。

（4）严重心肺功能不全或全身衰竭。

（5）传染病的急性期。

（6）因淤血或肿瘤引起脾明显增大，或脾周有大量积液应视为相对禁忌证。

（7）邻近脾门的病灶应视为相对禁忌证。

【术前准备】

（1）检查血常规及凝血功能，正常者可行穿刺，异常者需进行相关处理，调整至正常后方可穿刺。

（2）术前禁食、禁饮 8 ~ 12 小时。

（3）术前谈话，向患者说明穿刺意义、风险及配合方法，签署知情同意书。

（4）穿刺使用设备、针具及环境符合消毒要求。

（5）复习影像学资料，选择最安全的穿刺路径。如果是全身多发病灶，尽量选择非脾部位的病灶穿刺。

【注意事项】

（1）经肋间隙进针时探头应与肋骨走向平行，沿肋骨上缘进针。

（2）进行脾上极活检时，进针处应在肋膈角以下 2 ~ 3 cm，避免损伤肺组织。

（3）穿刺应避免在脾边缘较薄处进行，防止引起脾穿通伤。

（4）穿刺时患者必须屏住呼吸，避免针尖划破脾。

（5）脾张力过大时进行穿刺，可引起脾破裂。

【并发症预防及其处理】

1. 并发症　选择 ≤ 18 G 针进行脾穿刺活检的并发症发生率为 4.2% ~ 5.2%，而采用 14 G 针穿刺，并发症高达 60.6%。

（1）出血：因脾质地较脆，且血管丰富，穿刺后出血是最常见的并发症，多数可以自行停止，仅有极少数需要介入治疗或手术治疗。

（2）脾破裂：是最严重的并发症，常发生在脾张力过大、穿刺时患者未屏气、脾肿瘤较大合并液化坏死等情况。

（3）气胸：较少见，可在脾上极穿刺后发生。

（4）尚未见脾肿瘤穿刺后针道种植转移的报道。

2. 预防方法　严格掌握穿刺适应证、禁忌证，选择合适的针具和安全的穿刺路径，减少穿刺次数。目前尚未见穿刺后针道注射凝胶海绵以减少出血并发症发生的研究报道。

3. 处理措施　发生脾出血时，应严密监测生命体征，多数患者可以采取保守治疗，如止血、补液、局部消融或注射止血凝胶。当保守治疗无效时，可以考虑经股动脉插管栓塞或手术切除。

【穿刺后护理】

脾穿刺后应留观 4 小时以上。观察有无疼痛、咳嗽、呼吸困难等症状。测量脉搏、血压。观察 4 小时后无异常者可以离开医院，但仍需卧床休息 24 小时，近期避免剧烈运动及重体力劳动。

二、脾肿瘤及脾亢的消融治疗

【目的】

（1）超声引导下微波消融治疗脾原发性肿瘤和转移性肿瘤。

（2）超声引导下微波消融治疗脾大、脾功能亢进（简称脾亢），保留脾，避免外科手术引起的严重并发症，为脾大、脾亢及脾外伤治疗提供一种新手段。

【适应证】

直径 < 3 cm 的脾肿瘤和所有可行全脾切除术的脾大、脾亢。

【禁忌证】

微波消融治疗脾大、脾亢无明确禁忌证，年老体弱、严重肝肾功能损害或严重的凝血功能障碍不能耐受介入手术者和血液病性脾大视为禁忌。

脾肿瘤与脾门血管、胃肠道关系密切，消融有较高风险损伤脾门血管和肠管者，视为相对禁忌。

【术前准备】

（1）术前常规检查血常规、血生化、肝肾功能、胰淀粉酶、凝血功能、胸透、心电图、增强 CT/MRI。准确记录血小板、白细胞和红细胞数量。

（2）实施微波消融治疗前，应向患者及其家属告知治疗目的、治疗风险、可能发生的并发症及预防措施等，征得患者及家属的同意后并令其在手术知情同意书上签字。

（3）有凝血功能障碍和低蛋白血症者，术前应予以纠正。

（4）治疗仪器及器械准备：彩色多普勒超声仪，3.0 ～ 3.5 MHz 低频凸阵探头，探头无菌保护套，穿刺引导架；微波消融治疗仪；一次性微波消融针；消毒包，主要包括弯盘、镊子、尖手术刀、缝合针线等。

（5）监护及抢救设备：配备多功能监护仪、氧气通道、麻醉机、除颤仪、吸引器等必要的急救设备和药品，在消融过程中进行心电、呼吸、血压、脉搏、血氧饱和度监测。

（6）制订治疗方案：根据超声、CT、MRI等影像学检查提供的资料制订微波消融治疗方案。

【注意事项】

（1）穿刺时嘱患者平静呼吸，屏气，减少移动，然后准确将微波天线放在预定部位。

（2）由于脾组织脆性较大，反复穿刺易导致大出血，应尽可能一步穿刺到位。

（3）脾表面足够麻醉是防止术中疼痛的关键；也可在全麻下进行微波消融治疗。

（4）微波天线尖端裸露 > 2.7 cm。

（5）穿刺点和消融灶尽量离开脾门一定距离，以保护脾门结构，防止损伤胰腺、肠道、肾、大血管等。

（6）脾张力高、脆性大，较肝容易出血，且不容易自限性止血，使得操作要求更精细。

（7）肝硬化脾大患者脾动脉流速增高，周围区和下极流速相对较低，可作为脾微波消融治疗的相对安全进针入路，从而减少出血的发生。

（8）为防止皮肤烫伤，可边出针边凝固针道。

（9）治疗时应根据患者情况和脾大小选择不同功率、时间和治疗次数，合理设计多点组合、正确布针，有利于提高疗效。

（10）分次消融，即每次微波消融比例20% ~ 40%，当血细胞计数明确下降时，可进行再次消融，使患者血细胞计数始终保持在较高水平，并避免了大范围消融的风险。

（11）脾大、脾亢患者，血管明显扩张，脾实质血供极丰富，脾各级血管动脉、静脉均明显扩张，动脉流速增高，呈高灌注状态，因此，扩张的大血管散热和组织的高灌注状态两大因素在脾亢时均显得尤为突出。适当地提高功率，很快形成一个高温区，直接造成血管内皮损伤、血栓形成，凝固了血管，阻断了血流，很快消除了由于大血管散热对升温的影响，有效地提高了微波的热效率；适当地提高功率、延长时间可以有效扩大消融范围，一次可消融较大体积的脾组织。高功率凝固较大的血管，以达到迅速止血的目的。

【不良反应和并发症预防】

微波消融治疗脾大、脾亢较少引起严重并发症。较为常见的并发症包括发热、局部疼痛、一过性血红蛋白尿、少量胸腔积液等。

1. **发热**　是由组织凝固性坏死引起的吸收热。多数患者发热开始于术后第一天并持续 2 ~ 4 天，体温在 38.5 ℃以内无须特殊处理，如体温持续超过 38.5 ℃，考虑感染可能，可给予对症治疗。

2. **疼痛**　与烧灼刺激有关，较为常见。几乎所有患者均有左上腹疼痛，一般 1 ~ 3 天内好转，部分持续约 1 周后好转。

3. **一过性血红蛋白尿**　血红蛋白尿是由微波对较大血管内红细胞的大量破坏，使血红蛋白释放入血，并随着血液流动到达肾排出所致。进针时避开脾门区、远离大血管有助于防止严重的血红蛋白尿发生而影响肾功能。

4. **胸腔积液**　发生率约为 20%，多为反应性，脾微波消融较常发生左侧少量胸腔积液，术后 2 ~ 3 周即可自行吸收，中至大量胸腔积液少见，可行超声引导下穿刺抽吸治疗。

5. **出血**　常表现为消融后针道出血，出针前进行针道消融能够有效防止出血的发生。此外，对肝硬化脾大患者，选择脾周围区及肾下极作为进针路线可减少出血的发生。

6. **周围器官烫伤**　指的是腹壁、膈肌、胰腺、肾、结肠的烫伤。防止周围脏器的烫伤，需注意进针位置的准确性，并考虑到进针处脾的厚度应超过可能消融的宽径，因此，电极插入位置与脾的冠状切面角度不宜太小，并于矢状面即前后径中点进针。应用水循环内冷式微波电极消融时针杆温度始终控制在 50 ℃以下，可有效防止皮肤烫伤的发生。

此外，并发症的严重程度与消融范围密切相关，即消融范围越大，微波消融治疗脾亢的疗效越明显，但存在的风险也越高，研究发现，消融范围在 20% ~ 40% 既能够取得确切疗效又可避免严重并发症发生。

【疗效评价】

消融术后 1 天行彩色多普勒超声或超声造影检查，测量脾大小（最大长径、厚度）、消融区大小和脾周情况，记录脾各级血管即脾门动、静脉，脾叶动、静脉，脾段动、静脉，脾亚段动、静脉和小梁动、静脉的内径和流速。同时测量门静脉主干、肝动脉主干、门静脉左右支、肝动脉左右支的内径和流速，并根据检查情况决定住院观察时间。

为准确判断消融体积的变化，术后 1 个月行超声造影检查和增强 CT 检查，脾内无增强区域即为消融区。CT 增强扫描显示周围正常脾组织强化，而凝固区密度更低，局部无强化，为脾组织完全性凝固性坏死表现，部分区域微波未能阻断较大血管，增强后局部有强化，证明该区域脾组织存活。如评价结果提示消融不完全，宜再次行消融治疗，消融完全的病例可每 2 个月复查一次，随访内容为影像学及血常规、血淀粉酶及肝功能检查。

第五节　腹腔、胃肠及腹膜后介入性超声

一、腹腔、胃肠肿块穿刺活检术

腹膜腔为脏腹膜与壁腹膜相互延续移行合围而成，是人体最大的体腔，分为腹腔及盆腔。除肝、胆、脾等实质脏器外，腹腔内尚有胃肠道等空腔脏器、血管、淋巴和神经等组织。超声引导下对原发或继发于上述脏器的肿块行穿刺活检术有助于明确病理诊断，同时避免不必要的开腹探查术。

【目的】

（1）明确腹腔肿块的来源、性质、病理类型及分化程度，以指导临床治疗。

（2）对失去手术机会的中晚期肿瘤患者或因任何原因不耐受外科手术的患者行病理活检以明确诊断及指导治疗。

【适应证】

超声引导下腹腔及胃肠道肿块穿刺活检适用于超声可见且有安全

穿刺路径的肿块。

（1）胃肠道壁增厚性改变，病变性质难以明确。

（2）胃肠道黏膜下肿瘤或外生型肿瘤。

（3）位于腹腔的不明来源肿瘤、不明原因淋巴结肿大需明确性质。

（4）晚期胃肠道、腹腔肿瘤需明确病理诊断以指导治疗，尤其适用于有胃肠镜检查禁忌者、肿瘤表面坏死严重经内镜取检困难者。

【禁忌证】

（1）一般状况差无法耐受穿刺术。

（2）出血倾向严重、凝血功能明显异常。

（3）胃肠道明显梗阻（尤其是严重梗阻或急性绞窄性肠梗阻）、肠腔明显扩张且张力较高。

（4）大量腹腔积液影响穿刺路径区域。

（5）位置较深或受胃肠气体干扰，超声难以显示病变并引导穿刺。

（6）肿瘤直径＜ 1.0 cm（相对禁忌证）。

【术前准备】

1. 患者准备

（1）常规进行血常规及凝血功能等相关实验室检查。

（2）患者知悉病情并签署穿刺活检知情同意书。

（3）术前禁食 8 ～ 12 小时、禁水 4 小时，穿刺前排空大小便。

（4）结直肠病变应于穿刺前酌情清洁灌肠。

（5）肠管胀气明显者，应提前服用缓解胀气类的药物或行肠道减压，等待缓解后再行穿刺检查。

（6）精神过于紧张者可适当服用镇静剂。

2. 器械准备

（1）选择合适的超声探头，穿刺靶目标位置较深者建议配备穿刺引导架。

（2）组织学检查通常使用 18 G 穿刺活检针，针长 17 ～ 20 cm，配合自动活检枪使用。如肿物邻近重要脏器、大血管等易损伤部位，则可以考虑使用 18 ～ 20 G 手动或半自动穿刺活检针。

（3）推荐使用穿刺引导针或同轴针。

（4）准备穿刺枪、滤纸和盛放标本的标本盒。

（5）准备无菌穿刺包、无菌探头隔离套、注射器等。

3．药品准备 局部麻醉药物、止血药、抗过敏药、常规抢救药品等。

【注意事项】

（1）腹腔内胃肠道占位超声图像表现较为复杂，术前应准确辨别胃肠道增厚的各个征象，尤其注意与正常肠襻的鉴别。

（2）穿刺取材点应选取肿块最厚处，并尽可能选择肠道前壁或侧壁处穿刺，应使穿刺针尽量避免穿透胃肠壁达到内腔。

（3）肠系膜或腹腔淋巴结应仔细观察周围血管结构，避免损伤大血管，同时应注意切勿过分加压，避免因加压造成小血管暂时压闭、超声无法探查而误穿血管。

（4）对较大的回声不均肿物或囊实性肿物，应选择近肿物周边的低回声区域或实性部分穿刺取材，尽量避免坏死部分，必要时可于穿刺前行超声造影检查寻找增强区域穿刺。

（5）原则上应避免经过脾行肿物穿刺活检。

（6）每例穿刺次数应以 1 ~ 2 针为宜，必要时在确保安全的前提下可增加至 3 ~ 4 针。

【不良反应和并发症预防】

腹腔及胃肠道穿刺活检并发症主要有出血、消化道漏、腹膜炎、针道转移等，在熟练而严格规范的操作下并发症发生率极低。

1．出血 术前仔细进行超声扫查，规范合理地应用 CDFI 技术发现并避开主要大血管使得穿刺后大出血极为罕见，常见并发症为胃肠道壁的小点状出血瘀斑，而这一并发症也不会造成患者出现明显症状，仅在穿刺后的手术中偶见。

2．肠瘘及消化液漏 术前严格禁食，术中规范地选择合适的取材部位，熟练地操作活检针及活检枪，有限度地取材，均可避免此类并发症的发生。

3．疼痛及腹膜炎 一般症状较轻者经适当休息均可缓解。少数由于肠瘘、消化液漏或大量出血形成腹膜炎时，应按照急腹症高度重视并处理，主要措施有禁食、补液、抗感染、使用消化酶抑制剂，严重者可留置胃管或行紧急开腹探查术。

4. **针道种植转移** 文献报道腹腔穿刺活检的针道种植转移发生率极低,而对穿刺针选择、穿刺路径选择及穿刺手法的严格训练,可大大增加穿刺过程的安全有效性,降低针道种植转移概率。同时应用穿刺引导针进行皮下隧道的建立也可进一步降低针道种植转移的发生率。

【穿刺活检后的护理】

穿刺后常规无须特殊处理,嘱患者注意血压、心率及腹部异常情况,如有不适及时就诊。绝大多数并发症发生在术后 2 ~ 4 小时内,因此,应特别叮嘱患者手术后 6 小时禁食、避免剧烈活动等。

二、腹膜后穿刺活检术

腹膜后间隙位于腹后壁壁腹膜与腹内筋膜之间,上起自膈,下达骨盆上口处,是一由疏松组织构成的大间隙。腹膜后肿瘤定义为主要来自腹膜后间隙的脂肪、疏松结缔组织、肌肉、筋膜、血管、神经及淋巴组织等的肿瘤性病变,并不包括原在腹膜后间隙的各个器官(肾、胰腺、肾上腺及输尿管等)的肿瘤。腹膜后间隙的肿瘤初期症状较不明显,临床发现和诊断较为困难。传统开腹手术风险大,应用影像引导技术,特别是在超声引导下行穿刺活检术取得病理诊断,往往能避免不必要的手术或在术前获得确诊,指导进一步治疗。

【目的】

腹膜后穿刺活检的目的是明确病变性质,指导后续治疗。使用实时超声引导可提高穿刺的准确性及安全性。

【适应证】

(1)腹膜后实性或囊实性肿瘤,需明确良恶性、原发性或继发性及病理类型。

(2)腹膜后淋巴结肿大,需要明确良恶性、原发性或继发性及病理类型。

(3)腹膜后纤维化。

(4)腹膜后间隙肿瘤患者失去手术机会,为确诊或为指导放、化疗提供病理依据。

【禁忌证】

（1）患者一般状况不佳、无法耐受穿刺术或不能配合。

（2）严重心肺疾病。

（3）有严重出血倾向。

（4）临床或实验室检查怀疑有功能性的嗜铬细胞瘤患者应避免穿刺活检，以避免出现危及生命的严重并发症。

（5）胃肠道梗阻。

（6）穿刺路径上无法避开大血管和胰腺，或有大量腹腔积液。

（7）超声无法显示病灶。

【术前准备】

（1）术前全面了解病史，包括既往史及过敏史等。

（2）禁食 8 小时。

（3）术前检查，包括影像学检查（超声、CT 或 MRI）、凝血功能、血常规、心电图检查等。

（4）签署知情同意书。

（5）准备手术器械，包括超声仪器、探头无菌隔离套、穿刺架、穿刺针、消毒液、无菌铺巾、标本袋等。

（6）准备麻醉药品、抢救药品及物品。

【注意事项】

（1）在确定穿刺路径时应避开重要器官及大血管。

（2）自动活检枪激发后会弹射出一定的距离（1.5 ~ 2.2 cm），在进针时需要考虑射程，以免损伤深部结构或取材不满意。

（3）穿刺取材点应尽量选择肿块周边质地较均匀处，避开肿瘤中心液化坏死及出血区域，并尽可能在肿块内行多点取材活检。

（4）穿刺路径如无血管、胃肠道、腹腔积液，可用 18 G 穿刺；如有胃肠道，在胃肠道无梗阻、空虚的前提下，可用 18 G 或 21 G 针经过胃肠道对腹膜后肿块进行穿刺活检，活检后需禁食 12 ~ 24 小时。

（5）应避免经过十二指肠、结肠穿刺活检。

【不良反应和并发症防治】

（1）主要并发症：出血及局部血肿形成、邻近脏器损伤、穿刺窦道形成、胃肠道穿孔、腹膜炎、穿刺针道肿瘤种植转移等。

（2）并发症预防：需严格掌握腹膜后肿物穿刺活检的适应证与禁忌证，寻找安全穿刺路径，在病变与针道显示清晰时再行穿刺术。

【穿刺活检后的护理】

（1）一般穿刺后无须特殊处理，应嘱患者注意血压、心率及腹部异常情况，如有不适及时来院就诊。

（2）绝大多数并发症发生在术后 2 ~ 4 小时内，应叮嘱患者手术当日特别注意，避免暴饮暴食、剧烈活动等。

（3）若经过消化道实施穿刺活检，建议延长禁食时间。

三、腹部脓肿穿刺置管引流术

腹部脓肿由腹腔、盆腔炎性疾病、创伤、手术或空腔脏器穿孔引起。按部位分为腹腔脓肿、腹膜后脓肿、盆腔脓肿和脏器内脓肿等。腹部脓肿是一种严重的感染性疾病，若不能得到及时、有效的诊断和治疗，病死率可达 80%。随着介入性超声技术的发展，超声引导下穿刺抽吸和置管引流已成为腹部脓肿的首选治疗方法。

【目的】

（1）引流脓液、细菌培养及药敏试验。

（2）脓腔减压。

（3）有效控制感染。

（4）局部冲洗和用药。

【适应证】

（1）超声检查能够显示，抗生素治疗效果较差的腹部脓肿。

（2）有安全穿刺路径。

（3）较小或多发脓肿可采用多次分别抽吸引流；较大脓肿可采用置管引流。

【禁忌证】

（1）有严重出血倾向。

（2）脓肿早期、脓肿尚未液化，以实性炎症包块为主。

（3）穿刺针道无法避开大血管及重要脏器。

（4）不能除外动脉瘤或血管瘤合并感染。

【器具】

1. **穿刺针** 18 ~ 14 G。

2. **导丝** 直径 0.035 in.（0.09 cm）或 0.047 in（0.12 cm），前端柔软呈 J 形。

3. **引流管** 6 ~ 16 F，长 15 ~ 30 cm，前端带侧孔的直形或猪尾形引流管。7 ~ 10 F 的引流管能够满足绝大多数脓肿引流的需求。

【术前准备】

（1）检查血常规、出凝血指标及心肺功能等。

（2）病情复杂、超声显像欠满意者，在术前行增强 CT 扫查有助于评估腹腔内脓肿情况。

（3）患者禁食 8 ~ 12 小时。腹胀明显者，应事先服用消胀药或给予清洁灌肠。

（4）拟行脓腔冲洗或注药者，准备生理盐水和抗生素。

（5）经直肠穿刺引流者，治疗前 1 天口服抗生素，穿刺前要清洁灌肠。

（6）向患者做必要的解释，消除其紧张情绪。

（7）让患者签署知情同意书。

【注意事项】

（1）应用穿刺抽吸、冲洗法者，穿刺 2 次以上、抽吸不能治愈的脓肿，则考虑置管引流。与体内腔道相通者置管引流效果更佳。

（2）穿刺前选择最佳穿刺点及穿刺路径是穿刺成功和减少并发症的关键。尽量避开肋膈窦或肋膈角以免引起脓胸或化脓性心包炎；对腹膜后和肾脓肿进行穿刺置管时尽量不经过腹腔，以免造成腹腔感染。

（3）在考虑超声引导可行的入路同时，应注意置管的位置，置管尽可能位于脓腔最低点，以便引流彻底。

（4）如果脓肿由多个脓腔构成，必须对每个脓腔分别进行穿刺或置管引流。

（5）虽然可以经胃对深部脓肿做细针穿刺，但脓肿置管引流不允许贯穿任何空腔脏器，必要时可经肝进行穿刺，应选择最直接的途径，同时避开肝内管道。

（6）留置引流管期间，开始每天用生理盐水或抗生素冲洗脓腔

2 ~ 3 次，保持引流管通畅，使坏死物、碎屑被冲出。随着脓腔逐渐缩小，可适当减少冲洗次数。

（7）冲洗时经常会遇到由于脓液黏稠堵塞产生活瓣作用，使冲洗液容易注入而不易抽出。遇到此种情况时，切勿盲目注入过多液体，而且必须记录冲洗液出入量，避免注入量大于抽出量而使脓腔内压力过高导致脓液外溢，甚至脓肿扩散破溃。

（8）当脓液黏稠不易抽出时，可注入糜蛋白酶或玻璃酸酶（透明质酸酶）12 ~ 24 小时后再抽吸。若引流仍不通畅，可用导丝疏通或考虑更换更大管径的引流管。

（9）对未充分液化和局限的脓肿进行穿刺或不适当的高压冲洗，均有可能使病原菌大量进入血液循环，引起菌血症，甚至脓毒血症。

（10）若怀疑胸腹壁、腹膜后等部位的脓肿为结核所致的寒性脓肿，可进行诊断性抽吸，不宜做脓腔冲洗甚至置管引流，以防窦道难以愈合。

（11）超声复查脓腔消失，每日引流液 < 10 mL，体温和白细胞计数恢复正常，停药后行夹管 2 ~ 3 天后临床症状无反复，可拔管。

（12）治疗前应让患者或其亲属知情，了解治疗目的、方法、疗效及治疗过程中可能发生的不适症状、并发症及意外情况等，患者或其亲属表示同意治疗后签署知情同意书。同时告知患者和家属引流管保护和护理方法。

【不良反应和并发症防治】

超声引导使腹部脓肿穿刺的并发症显著减少，文献报道腹部脓肿经皮穿刺置管引流的并发症约为 8.6%。常见的并发症如下。

1. **感染扩散**　对未充分液化和局限的脓肿进行穿刺或不适当高压冲洗，有可能导致病原菌大量进入血液循环，引起菌血症，甚至脓毒血症，患者出现高热、寒战等症状。此外，由于感染扩散，可能在其他部位形成新的脓肿，也可发生腹膜炎。

2. **出血**　由于 CDFI 的引导，损伤大血管已很少见，但必须高度重视。误伤血管会引起腹腔内出血，主要发生在粗针穿刺或置管引流。

3. **气胸、脓胸、肋膈窦损伤**　对膈下脓肿穿刺置管引流时，进针点过高可能误伤胸膜或肺，引起气胸或脓胸。因此，超声引导穿刺必须避开含气肺组织和肋膈窦，选择肋膈窦以下肋间穿刺较适宜。

4. 其他并发症 如胃肠穿孔、肠瘘、腹膜炎及针道周围感染等较为罕见，多数是由穿刺路径选择不当或监视引导不准确所致。

【临床疗效】

（1）超声引导穿刺抽吸和置管引流与外科手术引流相比，具有操作简便、微创、安全、疗效可靠、疗程短等优点，为腹部脓肿提供了及时和有效的治疗。

（2）该技术可以在最小的创伤下，达到与手术引流相媲美的治疗效果。据统计可使 82% ~ 98% 的腹腔脓肿患者免除外科手术治疗，尤其对于术后及年老体弱的危重患者具有特殊的应用价值，不仅减轻了患者的痛苦，而且避免了因再次手术带来的风险。

（3）少数情况下由于脓肿太小，位置深在、隐匿，受肺或胃肠内气体干扰，患者过度肥胖，脓肿显示不清，无安全路径等情况，使得该技术在使用上受到一定限制。对于弥漫性多发小脓肿或脓肿内有多个分隔性小房或合并有窦道、瘘管等复杂情况，采取单纯经皮置管引流方法效果不佳时，应及早进行手术切开引流。

第七章

泌尿系统介入性超声

第一节　超声引导下肾穿刺活检术

一、肾弥漫性病变穿刺活检术

肾弥漫性病变主要是指累及双侧肾小球的各种疾病，多有相似临床表现，如血尿、蛋白尿、高血压等，但病因、发病机制、病理改变、病程和预后均不同的一组病变，可分原发性肾小球疾病、继发性肾小球疾病和遗传性肾小球疾病。肾活检病理学诊断现已成为肾疾病临床诊断和研究必不可少的手段，使肾小球疾病从临床诊断提高到组织病理学诊断的新水平，为治疗方案的选择及预后评估提供重要依据。目前，肾活检最常用的方法为超声引导下经皮穿刺活检。

【目的】

超声引导下经皮肾穿刺活检是获取肾组织的主要手段，对获取的组织进行病理学诊断确定疾病病理学类型，对选择治疗方案及判断预后有重要意义。

【适应证】

（1）肾小球肾炎或肾病综合征的分型。

（2）全身性免疫性疾病引起的肾损害。

（3）不明原因的肾衰竭。

（4）不明原因的持续性高血压、蛋白尿、血尿。

（5）移植肾怀疑排斥反应等。

【禁忌证】

（1）各种原因的凝血功能障碍均属禁忌，必须纠正后才可施行肾穿刺活检，以免术后出血不止。

（2）高血压是肾炎等肾病的常见症状，对严重高血压患者，肾活检前应控制血压。

（3）孤立肾或一侧肾功能丧失者虽非绝对禁忌，但肾穿刺活检后，有时会出现氮质血症或尿毒症。

（4）肾实质萎缩、肾皮质变薄时，所取活检标本很难获得有意义的诊断资料。因此，不宜活检。

（5）多囊肾。

（6）大量腹腔积液、肾周积液、全身多脏器功能衰竭、妊娠等。

（7）患者神志不清或剧烈咳嗽等症状难以控制，不能配合操作。

【术前准备】

1. **实验室检查**　查血常规、凝血功能和肾功能，排除凝血功能障碍；查尿常规，怀疑有尿路感染时应行中段尿细菌培养。

2. **患者准备**　告知患者穿刺目的、存在的风险、并发症的防范等，签署知情同意书。训练患者做呼吸屏气动作，有严重高血压时先控制血压，接受血液透析的患者穿刺前3天暂时停用抗凝血药物。

3. **器械选择**　自动穿刺活检枪和一次性穿刺活检针，一般成年人选用16 G 活检针，儿童可用18 G 活检针。术后用腹带加压包扎。

4. **超声检查及定位**　了解双侧肾大小及肾内结构，排除穿刺检禁忌，测量肾皮质厚度、肾下极至皮肤的距离。

【注意事项】

（1）穿刺部位的选择与穿刺成功率和并发症的发生有密切关系。穿刺点应选择在肾下极无肾窦回声部位，该处肾皮质宽厚且无大的血管，容易取到较多肾小球组织。穿刺点过高，达到肾窦区会造成标本长度不够，含髓质多而皮质少，且易损伤肾盏，发生大量血尿或持续血尿；穿刺点过低，接近肾边缘容易导致穿刺失败。此外，穿刺深度不要过深，以针尖达肾前缘为宜。

（2）术后患者保持平卧24小时，密切观察生命体征、腹部情况及尿液性状等。适当多饮水，24小时后仍有肉眼血尿者应当继续卧床休息3天，在1周内应少活动，3个月内不剧烈活动和进行体力劳动。

【不良反应和并发症防治】

1. **疼痛**　少数患者在活检部位有轻微的钝痛，一般2～5天消失，如疼痛长期持续存在应予以关注，需排除肾周血肿。

2. **感染**　感染并不常见，只要严格遵守无菌操作，一般可以避免，对出现感染症状者应进行抗生素治疗。

3. **血尿**　血尿是肾穿刺活检的主要并发症，由于穿刺针直接穿刺肾组织，穿刺后几乎所有患者都有镜下血尿，可持续数小时至

2 天，肉眼血尿早年发生率较高，近年来由于活检器具及技术改进已有明显下降趋势。穿刺时，尽量避开集合系统，在肾实质下极穿刺，术后多饮水，均可减少血尿的发生。

4. 出血　包括穿刺点出血、肾被膜下出血及血肿形成，穿刺针划伤肾被膜是造成肾被膜下血肿的重要因素，肾周围血肿发生率为 1% 左右，与操作者技术熟练程度及患者配合不充分有关，另外与穿刺部位的选择有关，如切割肾包膜可导致出血。

5. 动静脉瘘　肾穿刺活检术后的动静脉瘘多发生在 3 级分支以下，大多数没有临床症状，无症状者多可自行愈合，少数未能自愈者伴有长期肉眼血尿。穿刺后在肾区出现杂音者应警惕此并发症。缺乏影像引导、穿刺技术不良及适应证选择不当是其主要原因，目前已很少见。穿刺后行彩色多普勒超声检查能早期发现动静脉瘘形成。

6. 肾撕裂伤　多由于穿刺时患者剧烈咳嗽导致，患者的配合、术前呼吸训练十分重要。

7. 损伤其他脏器　常由盲目穿刺、引导不准确或穿刺过程中穿刺针偏离引导线所致。

二、肾占位性病变穿刺活检术

【目的】

肾占位性病变组织进行病理学诊断可明确疾病性质，为制订治疗方案及判断预后提供依据。

【适应证】

（1）肾实性占位性病变的诊断和鉴别诊断。

（2）原发灶不明的肾转移瘤。

【禁忌证】

（1）各种原因引起的凝血功能障碍均属禁忌，必须纠正后才可施行肾穿刺活检，以免术后大出血。

（2）大量腹腔积液、肾周积液、全身多脏器功能衰竭、妊娠等。

（3）患者神志不清或剧烈咳嗽等症状难以控制，不能配合操作。

【术前准备】

1. 术前检查　查血常规、尿常规及凝血功能，超声检查确定穿刺点及穿刺路径，做好体表标记，签署手术知情同意书。

2. **仪器及器械** 彩色多普勒超声仪，3.5 MHz 探头，穿刺引导架；组织学活检多使用可调式活检枪，配套 18 G 活检针（弹射距离 15 ～ 22 mm），也可用一次性自动弹射活检枪。

【注意事项】

（1）严格选择适应证，对于能够确诊的肾恶性肿瘤应避免穿刺活检。

（2）穿刺针穿入肾包膜时，应嘱患者屏气，穿刺针应经过一段正常肾组织才进入靶肿块；穿刺路径应避开大的血管及集合系统，避免损伤肾包膜及肾内大血管。

（3）穿刺部位选取肿块内实性部分有血供的区域并避开大血管分支。

（4）超声引导下 18 G 粗针活检与细针抽吸活检同样安全，但细针吸抽获得少量细胞，常不能满足病理诊断需要，18 G 以上粗针组织学活检阳性率高于细针抽吸活检。因此，目前多行 18 G 粗针穿刺活检。

（5）术后可出现血尿，大多 12 小时内能消失，但若血尿存在超过 12 小时应怀疑集合系统损伤。穿刺时需用彩色多普勒超声引导，进针路径避开大血管，避免穿刺针进入集合系统。

【不良反应和并发症防治】

超声引导下肾肿瘤穿刺活检术通常较安全，并发症发生率较低，常见并发症主要包括术后局部疼痛、出血等，但亦有穿刺活检后形成气胸及损伤腹腔内脏器的报道，针道种植转移虽然少见，但也应引起临床注意。

1. **出血** 是最常见的并发症，多为肾周少量出血，大量出血少见。粗针活检时出血概率高于细针活检。少量出血时，多数患者无临床症状，多能自行吸收。

2. **血尿** 多有术后镜下血尿，肉眼血尿并不多见，发生率为 5% ～ 7%，与集合系统穿刺损伤有关，大多能够自行缓解，如血尿持续存在，首先应排除动静脉瘘。

3. **针道种植转移** 肾肿瘤经皮活检有可能发生针道种植转移，

粗针或细针活检后都可能有针道种植转移的发生，但发生率很低。

4.**气胸**　双肺下叶后段可随着吸气而降低，患者俯卧位穿刺肾上极的肿瘤时，有刺伤肺造成气胸的可能，但在超声引导下很少发生。改变患者体位，侧卧位穿刺或者在呼气末进针，有助于减少或避开病灶前方的肺组织。

第二节　超声引导下经皮肾盂造瘘术

以往需借助 X 线定位进行肾盂穿刺，既不能观察到肾盂的解剖结构，又无法看到穿刺针的路径和针尖到达的位置，显然有很大的盲目性。近年来，临床上多采用超声引导下穿刺，可以清晰显示肾及其周围结构，选择最安全的路径和部位引导穿刺，操作过程简便而安全。

【目的】

（1）尿路造影。

（2）尿液实验室检查和尿动力学检查。

（3）引流尿液，改善肾功能。

（4）对感染性疾病进行引流减压，控制感染。

（5）通过造瘘口对肾盂和上尿路疾病进行诊断和治疗。

【适应证】

（1）急性上尿路梗阻引起的排尿困难。

（2）不宜手术的上尿路梗阻和恶性肿瘤患者的姑息性经皮尿流改道治疗。

（3）肾盂积脓或肾脓肿时，用此法减压、引流、冲洗、控制感染，避免手术或为进一步的手术治疗创造条件。

（4）肾积水引流后的功能评价，作为患肾取舍的依据。

（5）输尿管手术后因水肿或炎症引起的尿路梗阻。

（6）输尿管损伤后出现尿外渗，采用本方法临时转移尿流方向，促进愈合。

（7）肾移植术后出现肾盂积水、积血或积脓等并发症，采用此方法促使肾功能恢复。

（8）经皮肾镜检查或取石的术前准备。

（9）药物溶石或肿瘤化疗。

【禁忌证】

（1）患者有出血倾向。

（2）无安全进针路径。

（3）非梗阻原因引起的严重肾衰竭。

（4）未控制的严重高血压。

（5）穿刺部位皮肤感染或严重皮肤病。

【器具】

（1）穿刺针：一般选用外径为 18 ~ 20 G 的穿刺针，可通过针芯置入导丝即可。

（2）导丝：直径 0.035 in.（0.09 cm），长 40 ~ 60 cm，前端柔软呈 J 形。

（3）导管：纯引流可选用外径较细的引流管，常用 6 ~ 10 F 的猪尾形导管或球囊导管。

（4）扩张管：特氟龙材质，6 ~ 8 F，长 10 ~ 15 cm。

（5）套管针：可选 17 G 或 18 G 穿刺针，紧套于针外壁的导管为聚乙烯或四氟乙烯薄壁导管，长度与穿刺针相同，管尖呈锥形，前端可卷曲成猪尾，有侧孔。

【术前准备】

（1）常规检查血、尿常规，凝血功能，肝肾功能等，如患者有凝血功能异常，需先纠正。

（2）行尿路影像学检查（包括超声、X 线尿路造影、CT 及 MRI 等），以明确病肾和上尿路的一般状态（位置、外形、大小、肾盂和输尿管、有无积水、梗阻程度等），估计可能发生的严重并发症，准备相应的急需药物，必要时备血。

（3）对体质虚弱、高龄等具有感染高危因素的患者，应预防性使用抗生素。

（4）对小儿或过分紧张的患者，术前半小时给予镇静药物，必要时全麻下进行。

【注意事项】

（1）造瘘部位尽可能选在后侧方无血管区（Brodel 线），穿刺针通过中下部肾盏或肾盏与漏斗部交界处，以防损伤叶间或弓形动脉。

（2）穿刺路径必须注意避开肝、脾和结肠。

（3）加用 CDFI 检查避免血管损伤。

（4）穿刺需避开胸膜腔，尽可能不经过腹膜腔。

（5）进针时应尽量一次到位，如出血较多应及时冲洗，防止血块堵塞引流管，并使用利尿剂，术后注意监测血压。

（6）对梗阻肾进行引流时，由于突然减压，可能出现利尿情况，使大量尿液排出，术后及时纠正水和电解质紊乱。

（7）对于肾盂积脓患者，应尤其注意穿刺动作要轻柔，穿刺通道建立后要及时减压，避免引起肾盂内压力急剧增加的操作，防止肾盂内脓液逆流入血，导致脓毒血症。

（8）双侧肾积水时穿刺肾的选择：①一般不行双侧肾同时穿刺造瘘；②双侧肾积水程度均较严重时，宜先穿刺积水程度相对较轻的肾或梗阻发生较晚的肾，以挽救可能尚未完全丧失功能的肾；③双侧肾积水程度较轻时，宜先穿刺积水相对较重的肾，以减轻积水对肾功能的损害。

（9）术后卧床 24 小时以上，严密观察血压、脉搏变化。

（10）对需长期置管引流的患者，必须注意保持引流管通畅无菌，定期更换引流管。

（11）治疗前应让患者或其亲属知情，了解治疗目的、方法、疗效及治疗过程中可能发生的不适症状、并发症及意外情况等，患者或其亲属表示同意治疗后签署知情同意书。

【不良反应和并发症防治】

1. 出血　最常见，可发生在操作过程中，也可发生在拔管时或在其后延迟出血。如尿液混血多，而尿量又不多，可能是引流管侧孔在肾实质内，必须调整引流管位置。为了防止血块阻塞引流管，应用生理盐水冲洗；如果引流量不多但血细胞比容下降，应做超声检查确定是否有内出血。严重出血常因大血管损伤，有些患者可通过插入更粗的引流管以堵塞通道达到止血的目的，如无法止血则要进行血管栓塞或外科手术治疗。

2. **感染和脓毒血症** 多发生于脓肾患者，可能与操作技术不良引起肾盂过度扩张、肾盂内压力急增有关，一旦发生感染，应延迟拔管。此外，如果发生肾周脓肿，需引流治疗。

3. **肾周血肿** 小血肿可不做处理，较大的血肿应抽吸干净或切开清除。

4. **尿外渗、肾盂穿孔** 多数由操作不当造成。

5. **血管并发症** 如动静脉瘘、假性动脉瘤，主要原因是用较粗的穿刺针引起血管损伤，或糖尿病、高血压等其他肾硬化类型病变损害了血管壁的收缩性。血管并发症是造成后期出血的主要原因，需外科手术或血管栓塞治疗。

6. **引流管滑脱和堵塞** 引流管置入深度要适当，过深会影响引流，过浅则容易滑脱，治疗后发生引流不畅者应及时用注射器抽吸或经引流管注入少量生理盐水进行冲洗，防止血块或组织碎屑堵塞引流管。

7. **其他** 肺不张、胸腔积液、气胸或血胸往往与穿刺有关，如穿刺到周围脏器则造成相应的损伤。

【临床疗效】

超声引导下经皮肾盂造瘘克服了传统静脉肾盂造影（intravenous pyelography，IVP）和体表标志定位穿刺的盲目性，能便捷而准确地完成经皮肾盂穿刺、尿液引流，使患者有时间等待进一步的治疗，已取代了创伤较大的外科肾切开术。

第三节　超声引导下前列腺穿刺活检术

【目的】

患者的症状、体征和各种检查提示有前列腺癌的可能时，通过超声引导穿刺活检以获得前列腺病理学诊断。

【适应证】

（1）前列腺特异抗原（prostate specific antigen，PSA）升高，

> 4 ng/mL。

（2）直肠指诊（digital rectal examination，DRE）怀疑前列腺有占位性病变。

（3）超声或其他影像技术检查（如 MRI、CT 等）提示前列腺有占位性病变，不能排除前列腺癌。

（4）超声造影显示前列腺有可疑癌灶，和（或）超声弹性成像显示有可疑癌灶。

（5）身体其他部位发现转移癌，且怀疑原发灶来自前列腺。

（6）为确定前列腺癌的 Gleason 分级和前列腺癌的病理类型，为治疗方案提供依据。

（7）对非手术疗法进行疗效评价，治疗前后前列腺癌病理变化的对比。

【禁忌证】

（1）急性前列腺炎和慢性前列腺炎活动期。

（2）有出血倾向及凝血功能障碍。

（3）有严重心肺疾病，或糖尿病血糖控制不好，一般情况差。

（4）肛门闭锁、肛门狭窄或有严重痔疮，妨碍超声经直肠检查。

【活检方式】

其方式有两种：一种是在端扫式探头经直肠超声（transrectal ultrasound，TRUS）引导下穿刺活检针经直肠前壁对前列腺做穿刺活检；另一种方式是在棒杆状线阵探头 TRUS 引导下穿刺针经会阴对前列腺做穿刺活检。

【术前准备】

1. 物品准备　选择具有经直肠引导前列腺穿刺功能的超声仪，配以相应的消毒腔内探头和穿刺架、一次性活检针（型号为 18 G、长 20 cm）、活检枪、无菌探头隔离套、滤纸、无菌手套、消毒液和甲醛溶液等。

2. 患者准备

（1）停用一切抗凝、扩张血管药物和具有活血化瘀作用的中药（如阿司匹林、复方丹参等）1 周。

（2）查血常规、尿常规、凝血功能、血糖、传染病等血清学检查。

（3）肠道准备，经直肠穿刺者术前施行清洁灌肠。经会阴穿刺活检者不必灌肠、不必服导泻药，仅需术前排空大便即可。

（4）按医嘱使用抗生素。经会阴穿刺活检者，不需服用任何抗炎药物。

（5）有严重心血管疾病或糖尿病者术前应请有关科室会诊，待病情平稳后方可穿刺活检。

（6）患者需家属陪同，并在知情同意书上签字。

【注意事项】

（1）术后8小时内，适量增加饮水，冲洗尿道。

（2）术后可以恢复正常活动，但禁止重体力活动。

（3）术后可以洗澡。

（4）术后第二天可以恢复工作。

（5）术后需遵医嘱继续使用抗生素（经直肠穿刺前列腺者），并恢复常规服药，但继续停用抗凝药、扩张血管药物和具有活血化瘀作用的中药2天。

【并发症】

主要为经直肠穿刺出现的并发症。

（1）感染、发热。

（2）血尿。

（3）直肠出血。

（4）急性尿潴留。

（5）其他。

（6）如有下列症状，应及时进行相应处置：①有明显感染症状，如发热38.5℃以上或寒战；②持续性血尿；③直肠大出血；④急性尿潴留；⑤剧烈疼痛，服用镇痛药无效。

【技术评价】

1. **扩大穿刺或饱和穿刺** 前列腺体积能影响穿刺活检阳性率。前列腺癌灶的大小和位置也可影响穿刺活检的阳性率。通过增加穿刺针数来扩大前列腺穿刺范围（＞6针），或改经会阴前列腺饱和穿刺（＞21针）可有效提高前列腺穿刺检出率。

2. **重复穿刺** 1989年，Hodge等提出的随机6点系统前列腺穿刺活检术，促进了前列腺癌诊断技术水平的提高。近几年的一些研究报道显示这种穿刺活检方法在诊断前列腺癌时存在漏诊的可能，提倡对于前列腺癌高危人群开展重复穿刺。

扩大前列腺穿刺或饱和穿刺、重复穿刺中，穿刺点数或部位越多，前列腺癌的检出率就越高，但并发症可能增加，甚至出现严重并发症。因此，在临床实际工作中，应权衡利弊，严格掌握适应证，在安全、有效的基础上，采用不同的多点穿刺方法，一方面提高穿刺确诊率；另一方面将穿刺并发症降低到最低水平。

3. 经会阴前列腺穿刺　患者疼痛显著，经直肠前列腺穿刺可使患者避免疼痛。但与经会阴前列腺穿刺比较，经直肠前列腺穿刺后发生出血、感染的概率增加，故两种穿刺方法各有利弊。因此，在临床实际工作中，应权衡利弊，尽可能选择最适合的穿刺方式。

第四节　超声引导下肾囊肿穿刺抽液及硬化治疗

肾囊肿是临床上较为常见的肾脏疾病，传统的治疗方法为手术治疗，它对患者机体损伤大，且医疗费用也较高。近年来，超声介入硬化逐步成为治疗肾囊肿的主要手段，其特点是在实时超声引导下进行介入治疗，操作者不仅能看到囊肿与邻近脏器的关系，而且还可看到穿刺针尖位置、抽吸、注入硬化剂及囊肿缩小等全过程。治疗方法为微创、简便、疗效可靠，且费用相对低廉。

【适应证】

（1）单纯性肾囊肿最适合穿刺治疗，但并非其都应作穿刺治疗，有下列情况之一者，可作为穿刺硬化治疗的适应证。①出现症状、体征如腰痛、腰胀、血尿、腰部包块等；②有并发症出现，如因囊肿压迫引起肾积水或因囊肿的存在，轻轻碰撞、推挤引起血尿者；③囊肿过大，超过 5 cm；④患者或临床对诊断不放心，要求穿刺。

（2）肾盂旁囊肿，易于压迫肾盂、肾盏，造成肾积水，宜尽早硬化治疗，不必等到 5 cm 才治疗。

（3）多发性肾囊肿和含胆固醇结晶肾囊肿，均适宜作穿刺治疗。对多发性肾囊肿，可选择较大者进行穿刺，对小囊肿不必——治疗。

（4）出血性肾囊肿和多房性肾囊肿，经穿刺细胞学、组织学检查或生化检验，排除肿瘤后，可作硬化剂治疗。

（5）感染性肾囊肿，抽去脓液后注入抗生素治疗，一般不注入硬化剂。

（6）囊壁钙化型肾囊肿和胶冻样肾囊肿，穿刺硬化剂治疗不易成功，一般放弃穿刺治疗。

（7）多囊肾，一般不适宜作穿刺硬化治疗，尤其禁忌过多地对许多囊肿注射硬化剂，因为如此会损害仅剩的肾单位，导致肾功能更加低下。在总肾功能正常的条件下，对个别或少数几个压迫周围肾组织严重的大囊肿，谨慎地进行硬化治疗可能会有益。对多数囊肿逐个进行穿刺，吸出囊液而不注入硬化剂的治疗方法，应认为无效，因为穿刺后不久，囊液再生，囊肿如前。

（8）肾盂源性肾囊肿和钙乳症性肾囊肿，前者的囊腔与肾盂、肾盏相通。后者往往也与肾盂、肾盏相通。注入硬化剂后会损伤尿路上皮，引起严重后果。因此，禁忌注入硬化剂。

（9）肾包虫囊肿，包虫囊肿容易播散，一般禁忌穿刺。

（10）肾囊肿合并肿瘤，不宜作硬化剂治疗。

【禁忌证】

（1）诊断不明确，不能排除下列疾病者，禁忌穿刺作硬化治疗：①重复肾输尿管异位开口，合并上方肾积水；②肾盂源性囊肿，与肾盂有交通；③肾肿瘤；④肾包虫囊肿；

（2）总肾功能损害。

（3）患者有严重出血倾向，凝血机制障碍。

（4）无安全路径，穿刺路径不能避开大血管或重要脏器者，或囊肿位于穿刺不易达到的部位。

（5）患者一般状况差，不能配合完成穿刺。

（6）糖尿病患者血糖未控制稳定。

（7）患者全身状况差如休克状态、严重肝肾原发病、恶性高血压、抗凝治疗期间、出血性疾病、急性感染性疾病发热期间、大量腹腔积液等。

（8）乙醇或聚桂醇过敏者，或近期应用头孢类抗菌药物者。

（9）在妊娠前 3 个月和妊娠第 36 周后禁用硬化剂治疗。

【术前准备】

（1）完善血常规、凝血功能、肾功能、肝功能、血糖及血清检查（至少包括乙型肝炎表面抗原、丙型肝炎病毒抗体、梅毒螺旋抗体、HIV 抗体）等术前检查项目。

（2）查尿常规。

（3）声像图不能排除肾积水、肾盂源性囊肿者应作静脉肾盂造影。

（4）选定穿刺卧位和进针点。

（5）穿刺针的选择：需要经过肾盏、肾盂者宜用 22 G PTC 细针，以防硬化剂漏入肾的集合系统；不经过肾盏、肾盂者可选用 18 G PTC 穿刺针。

（6）硬化剂多用浓度为 99% 医用无水乙醇注射液或 1% 聚桂醇注射液（10 mL：100 mg）（硬化剂用法请见第一章第二节）。囊内单次无水乙醇注射液用量不宜超过 100 mL，聚桂醇注射液留置总量不超过 50 mL。

（7）签署知情同意书。

【注意事项】

（1）严格掌握适应证和禁忌证。

（2）单纯性肾囊肿的囊液只送细胞计数和蛋白定性，对其他疾病可疑的囊液则应作相应检查。

（3）注入硬化剂之前，在保证能看到针尖的情况下，尽可能抽尽囊液（使用套管针或置管引流），否则会稀释注入的硬化剂，使浓度达不到要求而影响疗效。

（4）肾上极囊肿：必须排除重复肾的上方肾盂积水，才能注入硬化剂。抽出的囊液，应常规作蛋白定性试验及尿氨定性试验。蛋白定性试验阳性者为肾囊肿，蛋白阴性者要考虑肾积水。极少数肾囊肿的囊液蛋白甚少，是为例外。

（5）注入硬化剂之前应确保针尖或导管在囊腔内，不能确定时禁止注入。可在超声监视下试验性注入少量生理盐水，如见囊腔充起且注入液可顺利抽出方可注入硬化剂。

（6）对位于肾前部的肾囊肿，取俯卧位作穿刺时，往往不可避免地要穿过肾盂或肾盏，因此在穿刺时以用细针为宜，且在拔针时不可保留硬化剂，并嘱患者在穿刺当天禁忌仰卧，以免残存的硬化剂漏入肾集合系统，损伤尿路上皮。

（7）肾囊肿合并感染者可行抗菌药物冲洗，是否硬化剂治疗可视感染程度而定。

【不良反应和并发症防治】

（1）囊内出血：出血多因误伤囊壁及相应脏器实质，多数经继续硬化剂治疗，出血即可停止。

（2）发热：少数患者可因硬化剂治疗后致热物质吸收而体温升高，一般不超过 38℃，常无需特殊处理。

（3）无水乙醇或聚桂醇反应，特别是乙醇反应，少数患者乙醇耐受性低，可产生皮肤潮红、头晕、呕吐、多语等症状，对症处理即可。

（4）疼痛：以无水乙醇作为硬化剂时，少数患者出现较为剧烈疼痛，多因无水乙醇漏出刺激肾被摸所致，症状常短时间内消失。

（5）血尿：肾囊肿硬化治疗后可有一过性的镜下血尿，多无需特殊处理。

（6）此外，偶有发生肾周血肿、动静脉瘘、、肾破裂、肠管破裂、肾周感染和大量血尿等。只要严格掌握适应证和禁忌证，并按无菌操作规程及注意事项进行，以上严重并发症是可以避免的。

【疗效评价】

（1）术后可分别于 1 周、1 个月、3 个月、6 个月、12 个月超声随访复查，观察囊肿的缩小、闭合程度。囊腔闭合或复查囊腔直径缩小至 5cm 以下，随访不再增大者，认为临床治愈。

（2）硬化治疗后囊肿闭合时间相对规律：直径＜ 5 cm 的囊肿一般 3 ~ 5 个月内闭合；直径 6 ~ 10 cm 的囊肿，常需要 6 ~ 10 个月闭合；直径＞ 10 cm 的囊肿，可能需要多次治疗，闭合多在 12 个月以上。

第五节　超声引导下肾及肾上腺肿瘤消融治疗

目前，常用的肾及肾上腺肿瘤治疗方法包括开腹（或腹腔镜下）根治性切除、保留肾单位的部分肾切除、局部消融治疗等。虽然肾肿瘤的首选治疗方法是腹腔镜下（或开腹）根治性切除或部分性肾切除，但受手术禁忌证的限制，肾功能储备差或复发肾肿瘤的患者无法进行手术治疗时，局部消融治疗可作为替代手术治疗方法。在美国国家综合癌症网络（National Comprehensive Cancer Network，NCCN）及欧洲肿瘤内科学会（European Society for Medical Oncology，ESMO）指南中，局部消融已成为有手术禁忌证患者的备选治疗。

微波消融和射频消融技术在肾及肾上腺肿瘤治疗中应用相对成熟。激光消融目前应用较少，但它具有精准、可控等特点，在治疗较小病灶或病灶邻近有重要结构时可能更有优势。关于冷冻消融，临床报道，相比肾肿瘤，肾上腺肿瘤在冷冻消融过程中收缩压、脉压、平均动脉压会有显著升高倾向。乙醇和醋酸是化学消融中最常用到的消融剂，对于恶性肿瘤，化学消融可以控制或者延缓肿瘤进展。各种消融技术优缺点还需更多临床研究证实。

【目的】

（1）为手术风险高的患者提供有效的治疗手段。

（2）减瘤治疗，为手术切除等治疗方法提供机会。

（3）减轻患者临床症状，延长生存时间。

【适应证】

（1）有手术禁忌证或不愿接受手术的小肾癌及局限于肾上腺的转移癌。

（2）双侧多发肾肿瘤。

（3）需最大限度地保留肾单位的孤立肾、对侧肾切除或肾功能不全。

（4）部分肾切除术后残留或复发肿瘤。

（5）肾肿瘤合并难治性血尿。

（6）von Hippel-Lindau 综合征、Birt-Hogg-Dube 综合征及遗传性乳头状肾癌血液透析或肾切除术前的延期治疗。

（7）肾切除联合微波或射频等消融治疗。

（8）生长较快的肾良性肿瘤。

（9）无功能性肾上腺肿瘤。

【禁忌证】

1. 绝对禁忌证

（1）难以纠正的凝血功能障碍。

（2）多器官功能衰竭不能耐受介入操作。

2. 相对禁忌证

（1）肿瘤侵犯邻近组织、器官、下腔静脉或肾静脉。

（2）肿瘤邻近集合系统、肠道、肝或胆囊。

（3）功能性肾上腺肿瘤。

（4）顽固性大量腹腔积液。

（5）严重感染。

【术前准备】

1. 患者准备

（1）完善血常规、尿常规、生化、凝血功能、心肺功能、肝肾功能、肌酐清除率等实验室检查及超声或超声造影、增强 CT/MRI 等影像学检查。

（2）肾上腺肿瘤热消融治疗前需检测相关的内分泌指标，必要时予以 α 受体阻滞剂或 β 受体阻滞剂口服治疗。

（3）服用抗凝药物的患者需在术前 7 天停用。

（4）治疗前禁食 8 ~ 12 小时，禁水 4 小时。

2. 操作者准备

（1）根据患者的年龄、基础疾病等评估患者的获益与风险。

（2）了解影像学检查结果，包括彩超、CT、MRI，明确待消融肿瘤的位置、大小、数量及与周围组织器官的关系，确定安全穿刺路径并制订最佳治疗方案。

（3）告知患者及其家属治疗的目的、预期治疗效果、治疗风险、可能发生的并发症及预防措施等，签署知情同意书。

3．器械准备

（1）消融相关的仪器：微波消融仪及微波天线，射频治疗仪及射频电极针，激光治疗仪及激光光纤，活检穿刺针，彩色多普勒超声仪和腹部用探头。根据操作者情况准备穿刺引导架及测温针。

（2）监护及抢救仪器：多功能监护仪、氧气通道、麻醉机、除颤仪及吸引器。

（3）其他器械：无菌探头套及消毒包（包括弯盘、镊子、尖手术刀及缝合针线等）。

4．药品准备

（1）静脉麻醉药或镇痛药：2% 盐酸利多卡因注射液、芬太尼、丙泊酚等。

（2）急救药品。

（3）消毒液、无菌生理盐水或 5% 葡萄糖溶液。

【注意事项】

（1）肾及肾上腺邻近胃肠道、大血管、肾盂及输尿管等重要组织脏器，因此，肾及肾上腺肿瘤热消融治疗易造成上述部位的热损伤。可通过改变患者体位、建立人工腹水、放置测温针、腹腔镜辅助或开腹的方式降低上述部位热损伤的风险。对于邻近肾盂或输尿管的肿瘤，可通过逆行灌注低温生理盐水（将 5 ~ 6 F 导管逆行放置于肾盂内进行低温生理盐水灌注，同时将 14 ~ 16 F 导尿管放置于膀胱内进行导尿）预防集合系统热损伤。

（2）对于体积较大或有滋养血管的肿瘤，消融前先行 TACE 治疗或将滋养血管凝固以降低术后出血的风险，同时可减少热沉降效应。

（3）文献报道，直径 < 3 cm 的肾肿瘤约有 25% 为良性病变，因此，推荐消融前进行穿刺活检以明确病变性质并指导后续治疗和随访。条件允许时可在取得病理结果后再行治疗。

（4）对于肾上腺肿瘤的消融，必要时可经肋间穿刺消融或经肝、肾及脾等实质器官进行穿刺消融，避免对胃肠道进行穿刺。在消融结束时应对实质器官内的针道进行消融以减少针道出血和肿瘤细胞种植。

（5）对肾多发肿瘤（如 von Hippel-Lindau 综合征）进行消融时，应尽量多地保留肾单位和肾功能，无须对肿瘤进行扩大消融。

（6）因肥胖、肠道气体干扰及肿瘤过小导致超声图像上肿瘤显示不清时可结合断层影像进行融合成像导航。

（7）肾上腺肿瘤（尤其是嗜铬细胞瘤）治疗时应密切观察患者的血压变化，必要时暂停消融并予以降压治疗。

【并发症】

经皮热消融治疗肾及肾上腺肿瘤是一种相对安全可行的微创治疗技术，总体而言，并发症是很少的。肾及肾上腺肿瘤热消融的并发症和肝肿瘤并发症相似，主要包括出血、胸腹腔损伤、腹膜腔损伤、胃肠道损伤及肿瘤种植转移。此外，肾及肾上腺肿瘤的消融并发症还包括如下。

1. **肾周血肿或腹膜后血肿** 通常是由穿刺过程中损伤血管所致，后者表现为持续的背部疼痛，伴或不伴血压降低。通常经卧床、补液或输血等处理或治疗即可，必要时予以血管栓塞或开腹治疗。

2. **血尿** 患者消融治疗后可出现一过性的肉眼血尿或镜下血尿，多在治疗后 1 周消失，若出现持续的肉眼血尿应高度怀疑输尿管或集合系统损伤。

3. **输尿管损伤及狭窄** 发生于靠近集合系统部位的肿瘤消融后，为热损伤所致，必要时可行介入治疗。

4. **尿瘘** 尿瘘的发生与消融过程中集合系统的机械性损伤或热损伤有关，治疗中避免消融针插入过深或对集合系统进行低温灌注保护可有效地预防尿瘘发生。

5. **高血压危象** 由消融肾上腺或靠近肾上腺的肿瘤时对肾上腺产生激惹导致大量儿茶酚胺释放入血所致。操作前应备好降压药，操作中密切关注患者血压变化并积极予以对症治疗。

【疗效评价和随访】

热消融后需要对操作成功与否及治疗效果进行评估，还需检查相关内分泌指标及肾功能。术后影像学随访在疗效判断中至关重要。增强 CT 及 MRI 是标准的影像学随访手段，超声造影能连续、动态地反映肾肿瘤的血供情况，也是一种可靠的随访手段，常用于消融后即刻评价，且对肾功能不全者尤为适用，是 CT 和 MRI 良好的补充。

值得注意的是，肾肿瘤在治疗后可在增强 CT 或 MRI 上表现为与肾实质同步的低增强（可能与造影剂经微血管渗入消融区域有关），通过与治疗前影像学结果相比较加以区分，随着时间的延长，消融区域逐渐表现为无增强区。影像学证实无残留的患者，于治疗第 1 个月、第 3 个月、第 6 个月及随后每 6 个月进行增强影像学检查及肾功能检查评估治疗效果。

第八章

妇科介入性超声

第一节　超声引导下妇科疾病穿刺活检术

对子宫、卵巢或附件区肿瘤穿刺活检可能导致肿瘤种植或播散，因此历来比较谨慎。但是，近年来，随着新辅助化疗的需求，对妇科肿瘤的穿刺活检也逐渐增多。

【目的】

获取女性盆腔病变组织，明确其病理性质，为临床治疗提供依据。

【适应证】

（1）无法耐受手术或需术前化疗的盆腔肿瘤。

（2）盆腔炎表现、消炎治疗效果不佳的盆腔包块。

（3）妇科检查呈"冰冻骨盆"、边界不清的盆腔包块。

（4）妇科肿瘤术后又出现性质不明的盆腔包块。

（5）疑似恶性肿瘤、宫颈活检阴性的宫颈管内包块。

（6）需排除转移癌的肿大盆腔淋巴结。

【禁忌证】

（1）凝血功能异常，有出血倾向。

（2）无安全的穿刺路径。

（3）超声显示病变不清晰。

（4）大量腹腔积液患者，需先抽液，后活检。

【术前准备】

（1）了解病史，既往有慢性病者，如糖尿病、高血压等，若有需要，术前应请相应专科医师会诊，以控制病情，保证操作安全顺利地进行。询问患者是否服用抗凝药物、抗生素等，若使用抗凝药物，应停用至少 1 周。

（2）向患者解释穿刺活检的必要性、基本流程、安全性及存在的风险，重点说明可能出现术后出血、周围脏器损伤等并发症，以取得患者配合。还需向患者说明有出现取材不满意，导致不能明确诊断的可能。

（3）进行血常规、凝血功能、感染四项（乙型肝炎表面抗原、丙型肝炎抗体、梅毒螺旋体抗体和 HIV 抗体）检测。

（4）签署知情同意书。

【注意事项和并发症】

（1）穿刺活检的取材成功率可达98%以上，获得病理诊断的概率达90%以上，少数病例穿刺后仍可能无法明确诊断。

（2）穿刺活检可能引起穿刺部位出血，必要时需进行局部按压。

（3）穿刺活检可能会导致肿瘤的针道种植转移。

第二节　超声引导下妇科盆腔囊肿硬化治疗

超声表现为囊性的盆腔病变病因复杂，特别是卵巢含液性病变所包含的疾病种类繁多，声像图表现无特异性，良性和恶性含液性病变声像图有时难以鉴别。因此，国际上对卵巢囊肿多采用腹腔镜下微创治疗，较少采用超声引导介入治疗。在亚洲，卵巢良性含液性病变采用超声引导下介入治疗已有多年历史，不仅可以避免手术损伤和不良反应，还可以保留卵巢的分泌功能，其对单纯性囊肿治疗效果最佳，其次是巧克力囊肿。但是，前提是必须排除黏液性或恶性病变，严格掌握适应证。

【目的】

在超声引导下以最小的损伤、最少的痛苦对妇科囊性病变进行治疗。

【适应证】

经阴道或经腹壁穿刺且能避免损伤其他脏器、血管的妇科良性囊性病变，尤其是术后并发、复发的病变，主要包括以下几种情况。

（1）盆腔包裹性积液（持续存在，有症状，非手术治疗无效）。

（2）子宫内膜异位症（囊液极黏稠似淤泥者不适合：卵巢子宫内膜异位囊肿穿刺治疗，请见第三节）。

（3）卵巢或卵巢冠单纯性囊肿（壁薄光滑，无乳头及实性凸起，持续存在3个月以上不消失且无明显增大）。

（4）宫颈及阴道囊肿。

（5）盆腔脓肿，包括输卵管积脓。

（6）症状性输卵管积水。

（7）巨大疼痛性淋巴囊肿等。

（8）复发囊肿的二次介入治疗。

【禁忌证】

（1）不能排除卵巢恶性肿瘤的囊性包块（囊壁及分隔不规则增厚、囊内有乳头样凸起等）。

（2）不能排除黏液性囊肿。

（3）囊性畸胎瘤。

（4）多房性、液体浓稠不易抽吸或脓肿腔小、分隔多。

（5）血肿瘤标志物明显升高。

（6）无安全穿刺路径。

（7）对乙醇过敏者不能进行无水乙醇硬化治疗。

【术前准备】

（1）治疗应安排在非月经期，卵巢巧克力囊肿最好在月经干净后1周内施行。

（2）进行血常规、尿常规、凝血功能、肝功能、感染四项（乙型肝炎表面抗原、丙型肝炎抗体、梅毒螺旋体抗体和 HIV 抗体）及肿瘤标志物检测。

（3）向患者及家属介绍超声介入治疗的特点，术中、术后可能遇到的问题及各种并发症等，取得理解与配合，并签署手术知情同意书。

（4）治疗前再次超声检查了解病变的位置、大小、囊液黏稠程度，据此决定使用的穿刺针型号及穿刺路径等，准备好治疗需要的相关药品。

【注意事项】

（1）选择穿刺路径时一定要注意避免损伤肠管、膀胱等重要脏器及血管，并在能清晰显示的条件下进行；要选择合适的针具，囊液黏稠时若选用细针可能无法完成治疗，经阴道穿刺若选用的针太短，有可能在治疗过程中针尖脱出囊腔导致治疗失败。

（2）治疗的病变为多房囊肿时应对每个囊腔逐个进行穿刺抽吸硬化，治疗开始前仔细检查并设计好治疗方案，应由近及远、由大到小进行治疗，尽可能一次经皮或经阴道穿刺，在囊肿内部通过改变针尖的方向和位置逐个完成全部囊腔的治疗，尽量避免每次都退出病变后再重新穿刺。抽液及硬化治疗整个过程中注意调整针尖位置，使其始终位于囊腔中央部位，以免针尖贴壁致使囊腔内液体不能完全抽净或刺穿囊壁。

（3）无水乙醇作为硬化剂，注入囊腔后患者均有不同程度的疼痛反应，多数患者能耐受，但个别患者疼痛反应剧烈，可能导致硬化治疗失败。注入无水乙醇前，可以先注入 5% 盐酸利多卡因注射液 10 mL，以减轻疼痛。

（4）当囊液过于黏稠时，如巧克力囊肿，可在抽出少量囊液后注入生理盐水反复稀释抽吸。亦可注入糜蛋白酶注射液，隔日再穿刺治疗。

（5）囊肿体积巨大者，单次穿刺硬化治疗常不能达到治愈目的，可间隔一段时间（2 ~ 3 个月）后重复硬化治疗，以提高治愈率。

（6）拔针时应一边向囊肿缓慢推注 5% 利多卡因，一边拔针，如此可以避免乙醇溢出而引起剧烈腹痛。

（7）拔针后，患者静卧 10 分钟，避免立即活动造成乙醇从针道外溢。

（8）黏液性囊腺瘤为穿刺禁忌证，若误穿，应尽量将囊液抽尽，并用乙醇反复冲洗后聚桂醇固定，以防种植，并抑制囊肿向周围出现肿瘤样转移。

【不良反应和并发症预防】

1. **出血** 经阴道穿刺者，穿刺针及引导架有可能划伤阴道壁，应在窥器暴露下放置附上引导架的腔内探头，且尽量一次放置到后穹隆的预定进针点，避免大范围盲目调整探头位置，探头位置固定好后再将穿刺针沿引导支架进行穿刺。发现有活动性出血者，应及时用纱布加压止血，卧床休息，出血多能自行停止。选择套管针穿刺，穿刺成功后撤出钢针，留置套管抽吸和冲洗，可以有效避免损伤和脱出。

2. **乙醇吸收与刺激反应** 部分患者治疗后会出现乙醇吸收反应，特别是乙醇保留过多者，如头晕、恶心、呕吐、心动过速等，个别患者拔针后甚至出现一过性虚脱，为微量乙醇刺激针道所致，以上症状经卧床休息、对症处理多可缓解。

3. **发热**　少数患者有治疗后吸收热，通常不高于 38 ℃，多持续 3 天左右消失，若体温持续不降，伴有白细胞计数增高，盆腔压痛、反跳痛，提示继发感染，非手术治疗不奏效时，应及时进行穿刺引流，然后抗生素灌洗留置引流管，并配合全身抗生素治疗。

4. **其他**　偶尔会发生少量乙醇漏至盆腔、盆腔内出血、膀胱损伤等并发症，术后应积极对症处理，严密观察患者生命体征、有无腹痛、盆腔内积液量及尿液颜色改变等。门诊患者治疗后应观察 0.5 小时，生命体征平稳及一般状况良好者可离开，并交代注意事项。工作中应严格掌握穿刺适应证和操作方法，妇科囊性病变的超声介入治疗相对安全，术后很少发生严重并发症。

【疗效评价】

通常介入治疗 3 个月后囊肿逐渐闭合。疗效评价标准：囊性病变消失为治愈；体积缩小 > 1/2 为有效；体积无变化或缩小 < 1/2 为无效。未达治愈的患者，可以进行重复介入治疗。

第三节　超声引导下卵巢子宫内膜异位囊肿穿刺硬化治疗

卵巢子宫内膜异位囊肿是指功能性的子宫内膜细胞生长于卵巢，伴随生理性月经周期出血、积血而形成的囊肿样改变，其约占子宫内膜异位症的 40%。卵巢子宫内膜异位囊肿可导致盆腔机械占位和卵巢功能紊乱，出现痛经、不孕及囊肿破裂等。手术是传统的常用治疗方法，但存在卵巢组织丢失、卵巢储备功能降低、术后 5 年复发率高等问题。近年来，随着介入性超声医学的快速发展和推广应用，超声引导穿刺硬化已逐步成为临床治疗卵巢子宫内膜异位囊肿的重要替代方法，该技术能以最小损伤和代价达到痛经缓解、囊肿消除、生育功能和生活质量改善的目的。2015 年，中华医学会妇产科学分会子宫内膜异位症协作组撰写的《子宫内膜异位症的诊治指南》中指出，"年轻需要保留生育功能的卵巢子宫内膜异位囊肿，可行手术或超声引导下穿刺术，术后药物治疗或辅助生殖技术治疗"；对于复发性囊肿，"建议首选囊肿穿刺术及辅助生殖技术治疗"。

【卵巢子宫内膜异位囊肿的分型及超声表现】

为了便于临床诊治，超声显像依据病变特征将卵巢子宫内膜异位囊肿分为3种类型（2020年《卵巢子宫内膜异位囊肿超声引导穿刺硬化治疗专家共识》）：Ⅰ型（单纯均匀囊肿型），单一囊性病灶，边界清晰，囊内呈无回声或密集点状回声；Ⅱ型（多囊分隔型）、病灶由多个互不相通的无或"云雾状"回声区组成，有粗细不等的间隔或皱褶；Ⅲ型（混合回声型），病灶内部回声杂乱，部分可见随体位移动的密集回声团块。

超声表现：①盆腔内大小不等的圆形或椭圆形无回声区；②囊内伴细小密集回声或呈"云雾状""毛玻璃样"改变；③囊壁毛糙、增厚；④探头推挤囊肿与子宫，显示二者粘连不易分开；⑤囊肿大小随月经周期而变化。

【适应证】

（1）Ⅰ型卵巢子宫内膜异位囊肿，直径＞4 cm；不愿或不能再次手术者以及囊肿合并感染者。此时，超声引导下穿刺及硬化治疗优势明显。囊肿合并感染时，穿刺引流及药物冲洗治疗效果确切。

（2）Ⅰ型卵巢子宫内膜异位囊肿，直径＞4 cm；有生育愿望、备孕或体外受精 - 胚胎移植（IVF-ET）前，不愿或不能手术者。超声引导穿刺抽液硬化治疗，有利于快速简便地消除囊肿对卵巢和输卵管的压迫，有利于卵巢排卵、输卵管拾卵，有利于患者自然妊娠和体外受精 - 胚胎移植。

（3）Ⅰ、Ⅱ、Ⅲ型卵巢子宫内膜异位囊肿，直径＞4 cm；无生育愿望、不愿或不能手术者。无症状、无生育愿望的卵巢子宫内膜异位囊肿，除了药物治疗或随访外，超声引导下穿刺抽液硬化治疗具有疗效确切、创伤小、治疗成本低等明显优势。

（4）卵巢子宫内膜异位囊肿破裂而生命体征正常者，不愿或不能手术者。卵巢子宫内膜异位囊肿破裂，流出的陈旧性血性囊液可引起腹膜炎。临床实践证明，当无活动性失血、生命体征稳定时，采用超声引导腹腔积液和残余囊液穿刺抽液冲洗等综合处理，可以避免急诊开腹手术，获得临床治愈效果，利大于弊。采用超声引导下腹膜腔积液和残余囊液穿刺抽液冲洗联合药物治疗能获得切疗效。

（5）Ⅱ型卵巢子宫内膜异位囊肿，直径＞ 4 cm；多发性囊肿或囊内分隔多于 3 条；伴有大小便不畅、肾盂积水等症状和体征；有生育愿望、不愿或不能手术者。超声引导穿刺抽液硬化治疗多发或多条分隔的多房囊肿治疗不彻底，容易复发，临床疗效不确切，需要结合其他方法。

（6）一侧或双侧附件区Ⅰ、Ⅱ、Ⅲ型卵巢子宫内膜异位囊肿，疑似伴有肿瘤性病变者 CA125 ≥ 200 U/mL，HE4 异常升高。由于卵巢恶性肿瘤可能改变其临床分期。当囊肿怀疑为恶性肿瘤病变时，不主张穿刺硬化治疗。

（7）卵巢子宫内膜异位囊肿合并妊娠 3 个月以上，囊肿挤压妊娠子宫、膀胱或结肠等，引起大小便不适等症状和体征者。为防止药物对胎儿的影响，以及硬化剂吸收发热可能干扰临床处理，这种情况下仅限于临床需要时行穿刺抽液和冲洗处理，不建议硬化剂治疗。

【禁忌证】

（1）不能排除伴有恶性肿瘤病变的囊肿。

（2）无安全穿刺路径，经采取辅助措施后仍不能避开大血管、肠管等重要脏器者。

（3）患者一般情况差，不能配合完成穿刺过程。

（4）患者正值月经期、排卵期和（或）正在抗凝药物治疗期间。

（5）有严重出血倾向，凝血机制障碍者。

（6）乙醇或聚桂醇过敏者，或近期应用头孢类抗菌药物者。

【穿刺前评估】

1. 临床评估

（1）一般评估：穿刺前了解病程、症状和体征变化、诊疗过程、生育情况，以及既往史、家族史、过敏史、是否服用抗凝血药物等，有无其他基础疾病等。经阴道穿刺者需检查白带清洁度（Ⅱ度以内），并排除霉菌、滴虫、结核、细菌性阴道炎等。

（2）痛经评估：①痛经程度采用视觉模拟评分法（visual analogue scales，VAS），"0"代表无痛，"10"代表难以忍受的最剧烈的疼痛，记录疼痛程度、疼痛类型及随月经周期变化情况；②评估月经情况，并记录月经周期、月经量及末次月经等。

2. 超声评估

（1）囊肿大小评估：术前测量囊肿体积，以估测囊液量、硬化剂用量。采用椭圆球体积公式 $V = 0.52 \times d_1 \times d_2 \times d_3$ 计算囊肿体积（V 的单位为 mL；d_1、d_2、d_3 为囊肿的 3 个相互垂直平面的直径，单位为 cm）。月经末期因囊内有新鲜出血，囊肿体积可增大，囊肿破裂常发生于此期。

（2）囊内容物评估：卵巢子宫内膜异位囊肿持续时间越久，囊液越浓稠。部分囊肿内见密集回声，类似实性团块，随体位改变可缓慢移动或不移动。超声造影检查有助于排除合并卵巢恶性肿瘤的风险。

（3）血供评估：囊肿穿刺前常规应用彩色多普勒血流成像评估囊壁和囊内血流信号，同时了解穿刺路径上是否存在明显血管。囊肿贴近、压迫髂血管时，应常规开启彩色多普勒血流成像识别髂血管以防误穿。

（4）囊肿与周围结构关系评估：观察子宫、卵巢、囊肿与肾、输尿管、膀胱、直肠等组织结构的关系。卵巢子宫内膜异位囊肿常与子宫粘连固定，卵巢结构呈扁平状贴附于囊肿表面甚至可被包埋于囊肿内。

3. MRI 评估

MRI 有助于卵巢子宫内膜异位囊肿与子宫肌瘤、成熟型畸胎瘤、卵巢纤维瘤、卵泡膜细胞瘤、卵巢囊腺瘤或囊腺癌等盆腔肿瘤的鉴别诊断，有助于对盆腔脏器、囊肿及周围的细微结构、淋巴结肿大等进行评估，穿刺前应列为常规检查以便制定合理的治疗方案。

4. 其他术前检查评估

（1）常规行血常规、凝血功能、肝肾功能、心电图、胸部 X 线等检查，全面了解患者术前全身一般情况。

（2）性激素：常规检查雌二醇（E2）、孕激素（P）、促卵泡成素（FSH）、黄体生成素（LH）、睾酮（T）、催乳素（PRL）水平，了解术前卵巢功能，便于术前、术后卵巢功能的对比以及雌激素相关疾病的鉴别诊断。不孕者同时查抗抗缪勒管激素（anti-Mullerian hormone，AMH）。

（3）肿瘤标志物：检查血清 CA125、CA19-9 可轻中度增高，增高幅度与盆腔粘连和病灶深层浸润腹膜有关，可作为治疗后疗效观察指标之一。HE4 是卵巢子宫内膜异位囊肿与卵巢癌鉴别诊断的重要指标。

（4）知情同意：穿刺前应进行详细评估和掌握治疗适应证，严格执行医疗安全等各项规章制度。经治医师应与患者及家属讨论囊肿诊断、该技术治疗目的和意义，告知疗效、替代方案及术中、术后可能发生的正常和异常情况及处理预案。

【术前准备】

1. 穿刺硬化器具与药品

（1）穿刺硬化器：① PTC 穿刺针：可选用 16 G 或 18 G 穿刺针；②引流管：经腹穿刺置管引流选用 6 ~ 8 F 引流管；③其他：连接管或三通管，长约 20 ~ 30 cm；④不同规格的注射器。

（2）硬化剂：常用硬化剂为 1% 聚桂醇或医用无水乙醇（乙醇过敏者禁用；囊壁内皮细胞与无水乙醇接触 1 ~ 3 分钟即可失活）。无水乙醇与聚桂醇硬化治疗效果无明显差别。但是，由于符合国家药典标准的医用无水乙醇不易获得，同时聚桂醇是一种国产泡沫硬化剂，其作用原理是破坏囊壁内膜，使其纤维化；具有疼痛和醉酒等不良反应少的优点，故后者可作为一线硬化剂优先选择使用。

（3）其他：生理盐水 500 ~ 1000 mL，2% 利多卡因，尿激酶。超声耦合剂：使用灭菌耦合剂，或者生理盐水、碘伏液代替耦合剂。

2. 患者准备

（1）患者治疗前无特殊情况不必空腹，需要排空膀胱，预计耗时较长者术前插导尿管。

（2）术前让患者了解主要治疗步骤，消除紧张心理。必要时给予镇静镇痛剂，避免腹肌紧张影响操作。

（3）预置静脉通道，连接监护仪。术中营造轻松舒适的治疗环境，避免患者直视医师操作所持穿刺针具或血性标本等，以免引起患者心理恐惧，发生晕针、晕血等反应。

3. 术者准备

（1）审核术前检查结果，明确治疗目的和预期，以及术中各种情况的预案。穿刺前超声仔细检查，了解囊肿的位置、大小、深度及与周围脏器的毗邻关系。选择合适的穿刺进针路径、穿刺深度、角度及进针方向，确定穿刺进针点。留存超声检查资料。

（2）根据囊肿特点，选择合适穿刺针具，常用 18 G、16 G 的 PTC 针或引流管。

（3）检查并完成超声引导探头、穿刺架、穿刺针、引流管等介入操作器械配置、核查等工作。

【超声引导方法和技巧】

1. **经腹超声引导** 术者用超声探头经腹壁于囊肿前方适度施压，推挤囊肿前方肠管等结构使囊壁与腹壁紧贴，清楚显示并选择合理穿刺路径。如囊肿位于盆腔深处，经腹壁路径不能避开肠管、血管时，同时不能经阴道穿刺者，可用腹部探头或高频探头引导行腹腔穿刺，向盆腔内注入适量生理盐水形成"人工声窗"，再选择避开肠管的穿刺路径。

2. **经阴道超声引导** 将阴道探头置于阴道穹隆后，调整扫查方向寻找并显示囊肿最大切面。探头适当加压使之尽量贴近囊肿壁，穿刺路径避开血供丰富区域，穿刺针沿穿刺引导线方向进针到囊肿中央。

3. **囊液穿刺抽吸**

（1）穿刺针进入囊肿后，调整穿刺针位置，确保屏幕上能始终显示针尖所在位置。拔出针芯，接上连接管和注射器，抽吸囊液。留置囊液标本作常规、生化、细胞学及细菌学等检查。记录所抽吸的囊液量。

（2）在抽液过程中更换注射器时，避免空气进入囊腔干扰超声图像显示。根据囊液颜色、性状、黏稠度判断是否加用尿激酶等抗凝剂冲洗囊腔。

4. **穿刺冲洗**

（1）完全抽净囊液后，向囊腔内注入不超过所抽囊液 2/3 量的生理盐水，反复向囊壁各方向冲刷置换，致冲洗清亮后完全抽出。

（2）如果囊液黏稠，将尿激酶 10 000 U 单位溶于 20 mL 生理盐水备用。先抽出部分囊液，再注入少于抽出囊液量的尿激酶混合液，反复冲洗并抽吸，并再次注入抽吸量的尿激酶混合液，至完全抽净囊腔原液。

5.**硬化剂治疗**　待冲洗液完全清亮后，使用硬化剂治疗。特别是巨大囊肿，可留置引流管以便多次冲洗和硬化治疗。

【硬化治疗】

1.聚桂醇硬化治疗

（1）抽净囊液并用生理盐水反复冲洗至囊液变清亮后，根据所抽出囊液总量每次注入适量（10 ~ 50 mL）1% 聚桂醇液，变换角度针对囊壁各面反复快速加压冲刷，时间 3 ~ 10 分钟，至囊液呈清亮酒红色后抽出，之后另外保留 5 ~ 20 mL 聚桂醇于囊内。若囊肿巨大，可隔日重复硬化 2 ~ 3 次。

（2）多囊伴分隔者：当囊肿有多个分隔时，将浅部主囊肿编为 1 号，周围囊肿依次编为 2 号、3 号。抽净 1 号囊肿并冲洗致冲洗液清亮后，注入生理盐水充盈囊腔容积的 2/3；再以 1 号囊肿为声窗，经囊间隔穿刺入 2 号囊肿，抽吸囊液和冲刷冲洗，冲洗液清亮后抽净，硬化剂处理；回退穿刺针到 1 号囊肿内，同法穿刺 3 号甚至 4 号囊肿，硬化剂处理。最后抽净 1 号囊肿内生理盐水，进行硬化处理。

2.无水乙醇硬化治疗

（1）硬化剂保留法：直接注入抽出囊液 1/3 ~ 1/2 量的医用无水乙醇到囊腔，保留 5 分钟。其间，用注射器每次抽吸适量无水乙醇快速注向囊腔壁各方向，以冲刷囊壁并确保囊壁与乙醇充分接触。硬化完毕，抽尽囊腔中残留的乙醇，另注入 5 ~ 10 mL 无水乙醇保留。

（2）冲洗置换法：为防止穿刺针尖脱靶，抽吸时有意在囊内保留 10 ~ 20 mL 冲洗液，有助于针尖的显示。再注入 2% 利多卡因 2 ~ 5 mL 到囊腔并冲刷数遍，起局部麻醉作用。之后，每次注入不超过所抽囊液总量 2/3 的无水乙醇到囊腔内，与囊内所留液体混合，抽出注入量的混合液，再注入与抽出混合量等同的无水乙醇。反复 5 次以上，以保证无水乙醇浓度＞90%，以发挥硬化作用，最后抽净囊内的无水乙醇，再注入 5 ~ 10 mL 保留。

（3）根据囊肿大小、数目和患者乙醇敏感程度，合理控制无水乙醇使用总量，一般不超过 100 mL，防止大量乙醇聚集在体内，导致乙醇过量反应。要确保硬化剂浓度，确保硬化剂与囊壁全面接触无死角，确保硬化剂作用时间足够长。

【穿刺后注意事项】

（1）穿刺治疗结束后，观察无异常不适，帮助患者慢慢坐起，离开手术床，由护士陪送至休息观察区，并予以心电监护至少 2 小时。特别需要注意防范盆腔囊肿占位效应去除后，腹腔压力骤减引起的低血压反应。

（2）无水乙醇溢出可致腹膜刺激反应，患者突发剧痛，严重者可出现低血压甚至休克等。置管引流者应做好导管护理工作，观察并记录引流物和引流量。

（3）术中留存超声影像资料，术后及时记录、报告治疗过程、患者反应和注意事项等。

【特殊类型卵巢子宫内膜异位囊肿的穿刺硬化治疗】

1. 卵巢子宫内膜异位囊肿破裂

（1）诊断：患者常于月经期后、剧烈运动、挤压后，突然下腹持续性疼痛，继之出现发热、里急后重、腹肌紧张、腹部压痛反跳痛、白细胞升高等急性腹膜炎临床表现。一般生命体征正常，红细胞数目和血红蛋白浓度无明显降低。超声检查可见内膜异位囊肿出现塌陷、缩小改变，部分囊肿可显示破裂口，腹盆腔出现积液且与囊肿内回声一致，透声差。超声引导腹腔积液穿刺可抽出与内膜异位囊肿内囊液性状相似的液体。

（2）处理：将囊液从腹腔和囊肿腔内抽出，用生理盐水反复冲洗，减轻囊液对腹膜的化学刺激，缓解腹膜炎症状，防止合并腹腔感染。积液量较多较黏稠者可留置引流管，持续引流和反复注入生理盐水冲洗。待患者病情稳定后，如囊肿复现，再行穿刺冲洗注入硬化剂治疗。

2. 卵巢子宫内膜异位囊肿伴扭转

（1）诊断：卵巢子宫内膜异位囊肿伴扭转多见于体位突然改变时，突发一侧剧烈腹痛。

（2）处理：卵巢子宫内膜异位囊肿因为粘连固定，极少发生扭转。扭转发生时常连同卵巢一起旋转，导致组织缺血，需要尽快松解。诊断明确后，超声引导穿刺抽净囊肿内囊液，可消除囊肿重力作用，从而解除扭转达到治疗目的。如术中或术后腹痛仍未缓解，应继续查找腹痛原因，必要时应尽早外科手术处理。根据囊肿扭转时间和具体病情，决定是否即刻或延期进行硬化剂治疗。

3. 卵巢子宫内膜异位囊肿合并肿瘤

（1）诊断：文献报道卵巢子宫内膜异位囊肿恶变率约1%。如囊肿生长快、囊肿较大，常规超声或其他影像学检查发现囊肿伴有不均匀增厚的囊壁或囊壁上有实性肿块，增强MRI和超声造影检查发现增厚的囊壁及囊壁上的实性肿块动脉期呈高增强，同时伴有血清HE4及肿瘤标志物升高，应高度怀疑卵巢子宫内膜异位囊肿合并恶性肿瘤可能。

（2）处理：诊断明确后建议手术治疗。

4. 卵巢子宫内膜异位囊肿合并妊娠

（1）诊断：超声提示卵巢子宫内膜异位囊肿合并妊娠。囊肿较大时，妊娠子宫受压移位。

（2）处理：囊肿挤压妊娠子宫和膀胱、结肠，引起大小便不适等症状，可能影响胎儿生长空间，可在严密监测胎儿情况下，实行单纯穿刺抽液冲洗，不予硬化治疗。

【药物治疗与妊娠】

由于全身或病灶局部合成的雌激素能够促进子宫内膜异位的发生发展，通过药物抑制卵巢激素分泌，能降低子宫内膜异位症局部雌激素水平，加速子宫内膜异位细胞的凋亡，进而控制子宫内膜细胞的增殖和转移，使较小卵巢子宫内膜异位囊肿逐渐吸收，较大囊肿囊液变干变稠，囊肿变小。卵巢子宫内膜异位囊肿合并不孕者占40%~50%，成功妊娠不仅是卵巢子宫内膜异位囊肿合并不孕的治疗目标，也是控制内膜异位囊肿生长、防止复发的措施。卵巢子宫内膜异位囊肿合并不孕者经穿刺硬化和药物治疗的自然怀孕率近20%，方法简单，治疗成本低。（有关用药详情，请查阅2020年《卵巢子宫内膜异位囊肿超声引导穿刺硬化治疗专家共识》）

【并发症的处理】

1. 出血　少见，为穿刺针尖刺伤囊壁血管引起。经硬化剂治疗，出血一般即可停止，大量出血可用凝血酶等注入囊内快速止血。

2. **感染** 卵巢子宫内膜异位囊肿可合并盆腔炎、盆腔脓肿等。如消毒不严格，囊肿穿刺可诱发或加重感染。对有感染征象的囊肿，应及时采用抗生素治疗，避免严重感染的发生。

3. **发热** 少数患者硬化治疗后，出现2～3天低于38.5℃的发热，可多饮水及物理降温。体温超过39℃者，可使用退热药，如双氯酚酸钠栓剂。

4. **乙醇中毒症状** 少数患者对乙醇耐受性低，产生皮肤潮红、头晕、呕吐、多语等症状，对症处理即可。

5. **聚桂醇相关不良反应** 极少数患者聚桂醇治疗后可伴有肌肉痛、口腔金属味、舌麻等特殊表现。这些不良反应可能与剂量过大有关。

6. **疼痛** 常伴有轻微的下腹不适，文献报告其发生率约为8.7%。若操作不熟练，硬化剂渗出刺激腹膜可致剧烈疼痛，可对症治疗。如果硬化剂误注入到盆腔，立即注入生理盐水300～500 mL稀释或冲洗，可缓解症状。

7. **低血压** 原因主要有：①对乙醇耐受性低，造成相对低血容量性低血压；②盆腔操作刺激腹膜，引起腹膜迷走神经反射；③穿刺较大囊肿后，打破腹腔压力平衡，反射性引起低血压反应。可通过平卧、补液扩容等对症治疗。

【疗效评估】

（1）随访时机和内容：治疗后应于术后1个月、3个月、6个月、12个月复查超声，3个月、12个月时查MRI及CA125。联合内分泌药物治疗者定期监测肝功能和血脂。合并不孕者查性激素六项及AMH，超声卵泡监测，评估卵巢功能及妊娠能力。

（2）评估囊肿体积缩小率：术后囊肿大小变化可作为疗效判断依据，囊肿体积缩小率＝（囊肿治疗前体积－复查时囊肿体积）／治疗前囊肿体积。囊肿体积不变或增大为无效；囊肿体积小于原体积1/2为有效；囊肿体积小于原囊肿体积2/3以上为显效；囊肿完全消失为临床治愈。

（3）疼痛评分法：结合痛经缓解程度，用VAS评分对比术前术后分值评判疗效。

（4）血清 CA125 值：治疗有效者相关指标可降低至正常。

（5）如术后复发或者 6 个月后囊肿直径 >5 cm，仍可以行超声引导穿刺硬化治疗。

随着子宫内膜异位症发病原因的逐渐揭示，药物"源头治疗"成为可能。卵巢子宫内膜异位囊肿局部治疗联合一线、二线药物治疗，可缓解疼痛、消除囊肿、促进生育。超声引导穿刺抽液硬化剂治疗作为局部治疗方法之一，具有微创精准、简便安全、成本低、恢复快的优势，在临床可以发挥重要的治疗作用。

第四节　超声引导下盆腔积液穿刺抽吸和置管引流术

盆腔积液大多数与炎症有关且往往是包裹性。急性输卵管炎、输卵管积脓、输卵管卵巢脓肿、急性盆腔腹膜炎、急性盆腔结缔组织炎、盆腔结核、腹腔结核等是常见的原因；此外，胃肠穿孔、化脓性阑尾炎穿孔、妇科及结直肠手术后也常发生。由于盆腔积液或脓肿位置深、周围组织粘连等原因使手术切开引流难以进行，因此，穿刺抽液或置管引流成为有效的治疗手段。

【目的】

（1）确定积液性质。

（2）抽吸和引流，消除炎性产物。

（3）必要时可同时行药物注射或硬化剂注入。

【适应证】

（1）超声检查可以显示的积液、脓肿且液化充分。

（2）有安全的穿刺路径或置管路径。

（3）较小或多发脓肿，可采用多次单纯穿刺抽液及冲洗；较大的脓肿采用置管引流效果更佳。

【禁忌证】

（1）严重出血倾向。

（2）脓肿早期、脓肿尚未液化。

（3）脓肿因胃肠胀气等难以显示。

（4）穿刺针道无法避开肠道、大血管及重要脏器。

【器具】

1. **穿刺针** 18 ~ 16 G 穿刺针，长度 15 ~ 30 cm；目前常见 16 G、长为 133 mm 的一次性静脉留置针，因其安全、有效、易操作等优点，非常适用于盆腔积液和盆腔脓肿的诊断性穿刺、单纯抽液冲洗及两步法置管的导丝引导。

2. **导丝** 直径 0.035 in.（0.09 cm），前端柔软呈 J 形的超滑导丝为首选。

3. **引流管** 7 ~ 12 F，长 15 ~ 30 cm，前端带多个侧孔的猪尾引流导管。为了使引流管不易脱出，选用拉线式前端猪尾锁定的引流管更为稳妥。

4. **尖刀片** 置引流管时局部破皮用。

5. **引流袋** 装引流液用，最好采用防回流式。

6. **三通管** 可分别连接引流管和引流袋，方便脓液抽吸及脓腔冲洗。

【术前准备】

（1）检查血常规、出凝血指标。如有条件应行增强 CT 扫查，有助于全面评估病灶的位置、数目、大小、液化程度、液化范围等信息。

（2）患者禁食 6 ~ 8 小时，腹胀明显者，应事先服用消胀药或胃肠减压。

（3）向患者做必要的解释，以消除其紧张情绪。

（4）患者术前签署知情同意书。

【注意事项】

（1）直径 < 2 cm 且液化完全的脓肿，宜采用超声引导下穿刺抽吸并行脓腔冲洗。直径 ≥ 2 cm、液化不完全、液化腔不规则、囊壁较厚的脓肿置管引流可大大缩短治疗时间。应用穿刺抽吸、冲洗法者，穿刺 2 次以上而不能治愈的脓肿，亦应考虑置管引流。

（2）穿刺前选择最佳穿刺点和穿刺路径是穿刺成功和减少并发症的关键。被膀胱遮盖的囊腔，可经阴道或直肠进行穿刺抽液。

（3）如果脓肿由多个脓腔构成，必须对每个脓腔分别进行穿刺或置管引流。

（4）留置导管期间，每天用生理盐水或抗生素冲洗脓腔1～2次，保持引流管通畅，使坏死物、碎屑可被冲出，随着脓腔逐渐缩小，可适当减少冲洗次数。

（5）冲洗时经常会遇到由于脓液黏稠堵塞产生活瓣作用，使冲洗液容易注入而不易抽出。遇到此种情况时，可用导丝进行疏通，切勿盲目注入过多液体引起脓腔内压过高而导致细菌或毒素逆流入血产生高热、寒战。

（6）超声复查脓腔消失，每日引流液＜10 mL且引流液清亮，体温和白细胞计数恢复正常，停用抗生素并行夹管2～3天后临床症状无反复时可拔管。

（7）治疗前应让患者或其亲属知情，了解治疗目的、方法、疗效及治疗过程中可能出现的不适症状、并发症及意外情况等，患者或其亲属同意治疗后签署知情同意书。告知患者及家属引流管保护和护理方法。

（8）术后卧床休息4～8小时，引流液计量，保持伤口干燥，禁止剧烈运动和急速转身，固定好引流管，避免脱落。告知引流管护理知识、计量方法和可能的并发症，如有异常及时随诊。

【不良反应和并发症防治】

超声引导下盆腔穿刺引流难度高，最易出现并发症。常见的并发症如下。

1. **出血**　虽然彩色多普勒超声引导穿刺引流可减少损伤大血管等意外的发生，但盆腔内血管丰富，穿刺时仍可发生出血，尤其在粗针穿刺或一步法置管引流时。

2. **感染扩散**　对未充分液化和局限的脓肿穿刺或不适当的高压冲洗，有可能导致病原菌大量进入血液，引起菌血症，甚至脓毒血症，使患者出现高热、寒战等症状。

3. **肠管损伤**　常规使用高频线阵探头反复观察，在穿刺路径上避开肠管后再选定穿刺点，且用16 G以下的穿刺针误穿肠管后多不会发生严重并发症。一旦误将引流管放置入肠管，不要立即拔出，应立即联系相关临床医师处理。多数情况下，10天后在引流管周边会形成稳定窦道，此时拔出是安全的。

4. 膀胱损伤 一般细针穿刺即使穿透膀胱也不会产生严重后果。但粗针或引流管一步法放置时如果触及或穿透膀胱壁可造成膀胱撕裂性损伤。选择细针穿刺和两步法置管是避免此并发症的有效方法。

第五节　超声引导下子宫肌瘤消融治疗

【目的】

子宫肌瘤微波消融治疗的目的是利用热能将子宫肌瘤原位灭活，使肌瘤缩小并控制进一步生长或使肌瘤完全消失，减轻或消除临床症状，保留子宫及其生育能力。

【治疗原则】

术前具备完善的两种影像学方法检查，如超声及 MRI 评估子宫肌瘤大小、位置、内部组织结构；术前明确病理诊断，如粗针组织活检获取病理；可采取化学消融（如无水乙醇）和热消融（如射频、微波、激光）治疗子宫肌瘤。其基本原则是安全第一，有效地消融病灶组织，具体包括以下内容。

（1）消融治疗前需充分评估患者的一般状况，肌瘤的类型、位置、大小、血供，有无伴发的临床症状，有无治疗的必要性。

（2）判断有无安全的穿刺路径，预测消融的可行性及效果，确定治疗措施与步骤，化学消融适用于较小且远离子宫浆膜层的瘤体，原则上若具备热消融仪器尽量选择热消融。

（3）保证足够的安全范围，尽可能获得一次性、完全性消融治疗。

（4）选择确切的穿刺治疗途径，选择经腹或经阴道监控治疗过程。

（5）确立科学合理的随访计划。

【适应证】

症状性子宫肌瘤（合并月经过多或继发性贫血）患者，未生育或已婚已育强烈希望保留子宫者（年龄 < 50 岁）。

（1）肌壁间肌瘤直径 5 cm 左右。

（2）粘膜下肌瘤直径＞ 2 cm。

（3）带蒂的浆膜下肌瘤直径 5 ~ 10 cm，蒂部宽＞ 4 cm。

（4）手术剔除肌瘤后复发且合并复发症状。

（5）经其他方法治疗后肌瘤复发（手术肌瘤剔除、高频聚焦超声治疗或射频自凝刀治疗等）。

（6）拒绝手术或其他治疗方法，自愿选择消融治疗。

【禁忌证】

（1）患者处于妊娠期、哺乳期、月经期。

（2）带蒂浆膜下肌瘤。

（3）肌瘤紧邻肠管、膀胱、大血管等部位，且无安全穿刺路径。

（4）未被控制的盆腔炎症。

（5）严重凝血功能障碍，血小板计数＜ 50×10^9/L，凝血酶原时间＞ 25 秒，凝血酶原活动度＜ 40%。

（6）肝、肾等重要器官功能障碍。

（7）宫颈液基薄层细胞学检查（thin-prep cytology test，TCT）发现癌细胞。

（8）肌瘤短期迅速增大，不能排除肉瘤样变。

【术前准备】

（1）对患者进行相应体格检查，询问病史，有心脑血管疾病及糖尿病者，术前予以相应治疗，调整身体状态。

（2）术前检查血常规、血型、尿常规、便常规、凝血功能、传染病、甲状腺功能全套、PTH、生化全套、肿瘤标志物、胸片、心电图、腹部增强 CT 或 MRI、超声造影等。

（3）充分告知患者或其法定代理人患者疾病情况、治疗目的、治疗风险、当前治疗现状和替代治疗方法，并于术前签署知情同意书。

（4）患者术前行腰麻镇痛或做全身麻醉准备，以便更好配合。

（5）育龄期女性月经干净后 3 ~ 5 天方可手术，避免在经期行手术治疗。

（6）手术前应禁食 8 小时。

（7）术前当天给予预防性围手术期抗感染治疗。

【注意事项】

（1）有效治疗应包括肿瘤及其周围正常组织 0.5 cm，力求达到肿瘤完全灭活及所需的无瘤边缘，防止复发。

（2）较大肿瘤或多发肿瘤单针治疗效果欠佳，采取多针、分次治疗有助于提高疗效，按照先深部后表浅、先周边后中央的顺序进行操作。

（3）病灶位置特殊，如靠近卵巢、子宫动脉、宫颈、膀胱、髂血管、肠道等，消融治疗时应慎重，术中把控针道及消融功率，需术前告知患者相关并发症等情况。

（4）对体积较大肿瘤的微波消融治疗，注意进行周边封闭和凝固内部滋养血管。

（5）微波消融针较粗，应注意预防出血，尽量减少穿刺进针次数。

（6）测温针具可监测治疗有效温度，判断疗效及监护重要组织器官温度。

（7）热消融过程中，由水蒸气和组织凝固性坏死形成的微气泡呈强回声，不能用于评价凝固范围。需超声造影完成即刻评价，准确判断肿瘤治疗后灭活程度及疗效，对灭活不全者可及时进行针对性补针治疗。

【不良反应和并发症预防】

1. **不良反应** 热消融治疗常见的不良反应为治疗时和治疗后短暂的疼痛、发热、周围组织水肿等，多数患者在治疗后 1 ~ 2 周症状自行消失，需要干预处理的严重并发症较少，常见严重并发症为术区出血等。

（1）疼痛：为各种消融治疗后常见并发症，数天后可缓解，若疼痛剧烈可给予相应止痛药物治疗。

（2）发热：常由肿瘤坏死产生的吸收热所致，一般体温 < 38.5 ℃，无须特殊治疗。

（3）出血：对于术前有出血倾向者，术前、术后应予对症治疗；术中注意避开大血管，若肿瘤内或周边有大血管穿入，可先选取大功率（70 ～ 80 W）将其凝固。

（4）感染：术后体温持续不降或达 39 ℃以上应考虑感染，术中注意无菌操作，围手术期给予抗生素预防可减少感染发生。

（5）皮肤损伤：消融时针杆热量可造成针道旁皮肤烫伤，近年来水冷式微波消融仪的广泛应用大大减少了此并发症的发生。

（6）因肿瘤较大或其他因素，部分患者可能存在消融不完全，可能需要多次或分次消融，部分患者甚至需要中转开放性手术，这些均应在术前告知患者及其家属，并签署知情同意书。

（7）由于肿瘤的特殊性，消融后仍存在肿瘤复发增大的可能，术后需定期复查随访，这亦应在术前告知患者及其家属，并签署知情同意书。

2. 并发症的预防和处理

（1）规范操作：术中严格遵守操作规范、准确定位消融，对蒂部较窄的浆膜下子宫肌瘤必要时于盆腔注入生理盐水形成"隔离带"，以保护子宫周围组织器官。

（2）术中盆腔内出血：多因术中多次穿刺，针道消融不彻底导致肌瘤穿刺点出血，术中未彻底止血或患者凝血功能差。为预防此并发症，应严格掌握适应证，要有熟练的穿刺技巧。治疗方法是监测生命体征，积极扩容、输血、止血、应用升压药物等，必要时行手术探查止血。

（3）感染：常因术中未能严格消毒。应严格无菌操作，术后可应用抗生素预防感染。

（4）邻近器官损伤：肌瘤邻近肠管、膀胱或大血管等部位时，需盆腔注水对邻近脏器进行隔离保护。

【疗效评价】

（1）在消融前、消融后，必要时在消融中分别进行病灶的增强影像学（推荐超声造影）检查，并以增强影像学结果作为消融术后即刻和消融术后随访疗效的主要评价指标。热消融术后可即刻行增强影像学检查，观察消融病灶热毁损范围，发现残余病灶组织，应及时补充消融，化学消融术后需在 24 ～ 72 小时行影像学评估消融范围。

（2）消融治疗后 1 个月、3 个月、6 个月、12 个月随访，行影像学（推荐 MRI 增强扫描）检查观察治疗病灶坏死情况及病灶大小，计算体积缩小率。治疗病灶体积缩小率 =［（治疗前体积 – 随访时体积）/ 治疗前体积］× 100%。

（3）记录相关并发症及其治疗、恢复情况。

（4）术后可通过穿刺病理检查判断疗效的确切性。

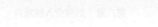

第九章

肌肉骨骼及浅表组织介入性超声

第一节　超声引导下肌肉骨骼穿刺活检术

【适应证】

（1）影像学检查发现肌肉骨骼局灶性病变需要获得病理诊断。

（2）肌肉骨骼良恶性肿瘤的诊断及鉴别诊断。

（3）肌肉骨骼转移瘤诊断。

（4）肌肉骨骼肿瘤患者术后评价。

（5）软组织感染治疗效果评价。

（6）多发性骨髓瘤的评价。

（7）肌肉骨骼系统免疫性或代谢性疾病，需要获取病理标本用于诊断或疗效评估。

【禁忌证】

（1）超声检查无法清晰显示或无安全穿刺路径。

（2）凝血功能障碍。

（3）患者剧烈咳嗽，无法控制。

（4）患者意识或精神障碍，无法配合。

（5）可疑血管病变（如假性动脉瘤）。

【术前准备】

1. 穿刺设备及路径的选择

（1）穿刺探头：浅表软组织肿物穿刺时一般可不使用穿刺探头或穿刺架，而使用普通超声探头在超声引导下进行实时徒手穿刺。病灶浅表者和引导浅角度进针选用较高频率线阵探头引导。对于深层部位病变，如髋关节或者身体体型需要可选用带附加引导器的较低频率凸阵穿刺探头，经验丰富者也可在凸阵探头引导下进行实时徒手穿刺。

（2）穿刺针：粗针活检，粗针指外径≥ 1 mm 的穿刺针，最常用型号为 16 ～ 18 G。通过对深度的评估来预测探头倾斜角度，如果位置较深，则需要更长的针。

（3）活检枪：一次性活检枪，一般供一次性使用；自动活检枪，可重复使用，射程可调式的活检枪，通常为 15 mm 及 22 mm 两档可调。

（4）穿刺路径：首选平面内进针，但是有些操作方式由于解剖因素可选择非平面内进针。

2. 患者准备

（1）常规检查血常规、凝血功能。

（2）老年人行心电图检查。

（3）术前应详细了解患者病情，进行其他影像学（包括CT、MRI等）检查及实验室检查。

（4）向患者及家属交代病情并做必要的解释工作，签署介入超声知情同意书。

（5）介入超声室要有抢救设备及抢救流程规范。

【注意事项】

（1）提高穿刺成功率的关键是要清晰显示活检针的针尖，要求活检针的方向与超声声束平面保持一致。

（2）徒手穿刺的主要优点在于灵活。可以单独移动穿刺针或超声探头，其次是容易选择安全而距皮肤较近的穿刺路径。多数采用侧方进针而不采用垂直进针。

（3）肌肉骨骼系统肿瘤活检时一般在肿瘤周边部或者肿瘤血供较丰富部位取材，应避开坏死组织。所取的材料应送细胞学培养和组织学检查，新鲜标本也可根据需要送基因分析或蛋白分析。

（4）有条件时可采用实时超声造影引导，避开病灶内坏死区域，提高穿刺标本的阳性检出率。

（5）骨骼肌组织活检时应避免穿刺针与肌纤维长轴方向平行，而尽可能垂直于肌纤维长轴，以提高取材成功率。

（6）滑膜组织：超声引导滑膜组织活检通常需要在同一部位进针，反复获取组织3～5次，但每一次的活检应在不同的滑膜处取样，以保证样本能较客观地反映整个病灶的病理状态。

【并发症】

超声引导软组织肿物穿刺活检并发症的发生率主要取决于穿刺针的类型和病灶所处的解剖位置。并发症的发生率是0～10%，严重并发症＜1%。

1. **常见的并发症**　①出血；②感染；③神经损伤，造成局部麻痹或瘫痪；④肿瘤沿针道种植转移，发生率为 0.003% ~ 0.005%；⑤感染沿针道扩散，形成窦道。

2. **减少并发症的措施**　①除提倡使用细针外，使用经特殊处理针尖的穿刺针，以便清晰显示针尖的位置；②充分利用彩色多普勒超声或能量多普勒超声所提供的信息，进行肿物性质的预判断，对于怀疑恶性的肿物，尽量在其边缘进行活检，而对于怀疑良性的肿物，应分别在中心部位及边缘取材，以提高穿刺活检的检出率；③选择安全穿刺路径。穿刺前必须仔细参考 MRI、CT 或其他影像学检查图像，术者应熟悉穿刺部位的神经血管解剖，依据超声影像选择穿刺路径，避开大血管和神经等。

【术后处理】

穿刺部位无菌纱布加压包扎，嘱患者 3 天内局部保持干燥和清洁。术后应观察 15 ~ 30 分钟，注意血压、脉搏等生命体征变化。随诊时携带病理结果。

【数据采集】

储存所有重要结构的相关图像，通常应保留一张穿刺针在目标结构的图像，目标结构相关的所有图像，包括穿刺前扫查图像及穿刺后图像，特别是一些具体测量值和相应注释。

第二节　超声引导下软组织肿瘤穿刺活检术

软组织肿瘤的诊断与鉴别诊断是临床诊疗的一个重要环节。术前获得明确的病理诊断对于判断肿瘤的良恶性、明确肿瘤组织分型、明确肿瘤分化程度等具有重要的意义，从而有助于临床治疗方案的制订，并可避免一些不必要的手术。超声引导下粗针穿刺活检具有可实时显示穿刺针与肿瘤的位置关系、有效鉴别肿瘤内实性组织与液化组织等优势，因而可获得较高的穿刺准确性，成为软组织肿瘤诊断的一个重要手段。

【适应证】

（1）根据临床表现与影像学资料不能明确诊断的软组织肿瘤。

（2）骨肿瘤伴局部软组织肿块或骨皮质破坏。

【禁忌证】

1. 绝对禁忌证

（1）有出血倾向的患者，如血友病、凝血酶原时间延长、血小板计数减少。

（2）近期应用抗凝药物、抗血小板聚集药物。

（3）严重心、肺、肾疾病或功能衰竭，或神志不清、不能合作。

（4）严重高血压（收缩压＞180 mmHg）。

（5）穿刺部位局部感染。

2. 相对禁忌证

（1）女性处于月经期。

（2）病变血流异常丰富。

【术前准备】

（1）完善血常规、凝血功能及血清检查（血清至少包括乙型肝炎表面抗原、丙型肝炎抗体、梅毒螺旋体抗体和 HIV 抗体）。

（2）术前对病变进行全面超声检查。根据病变的部位、深浅可选择不同频率的探头：肿块表浅者可选择高频线阵探头，肿块位置较深、较大者可选择低频凸阵探头。根据病变与周围组织的位置关系，确定最佳的进针路径，以避开重要的血管和神经等，减少局部出血和神经损伤的可能；选择病变内适合活检的区域进行活检，即避开液性坏死区域，避开大血管或高血流速度的区域，选择活性肿瘤组织即局部可见较丰富、低流速血流信号的区域。

（3）如灰阶超声及彩色多普勒超声、能量多普勒超声鉴别肿瘤的囊实性较为困难时，可于穿刺前进行超声造影检查。如病变呈弥漫增强或局部增强，则提示病变为实性或局部增强区域为实性，则可行穿刺活检；如病变完全无增强，则提示肿瘤为稠厚液性或坏死组织，穿刺将很难取得实性组织。

（4）穿刺活检针可选择 14 ～ 18 G，并根据肿块大小选择活检枪射程。

（5）穿刺用品应备齐，包括无菌穿刺包、消毒手套、碘伏、甲醛溶液、活检针、麻醉药品和急救药品等。

（6）向患者及其家属告知活检目的、可能发生的并发症和防范措施及可能出现的假阴性结果和假阳性结果，并令其签署知情同意书。

（7）告知患者术中可能出现的不适，以取得患者较好的配合。

【注意事项】

（1）软组织肉瘤或其他侵袭性生长的肿瘤预后与病变累及的范围密切相关，特别是病变是否仅位于一个解剖器官或组织内。因此，对可疑肉瘤或其他侵袭性肿瘤进行穿刺时要考虑到穿刺针所经过的组织，以尽可能减少肿瘤对邻近组织或器官的浸润。另外，由于上述肿瘤沿针道种植转移的概率较高，因此，穿刺前最好与手术医师进行沟通，以确保针道组织可被手术切除，从而减少肿瘤沿针道种植转移的风险，同时可减低由于穿刺活检而将肿瘤带入其他解剖器官或组织导致患者预后不佳的风险。

（2）注意要对肿瘤内有活性的即局部有肿瘤新生血管的区域进行取材，以增加活检病理的阳性率。

（3）对神经源性肿瘤进行穿刺活检时应慎重，因其可引起显著疼痛、麻木等症状及神经损伤。因此，术前应和临床医师进行沟通，如确实需要穿刺活检，则需告知患者神经损伤的可能性。对可疑神经源性肿瘤进行穿刺活检时，穿刺前可用局部麻醉针头轻轻碰触肿瘤被膜，以观察患者有无神经刺激症状。如可引起患者局部显著疼痛或沿神经分布区域的放射样麻痛，则需要对肿瘤近侧的神经主干进行麻醉，以减轻穿刺肿瘤引起的剧痛。

（4）术后应及时随访病理结果，如穿刺活检病理未发现恶性细胞而临床或影像学检查高度怀疑恶性病变时，需进一步采取开放性活检或手术切除等措施。

【不良反应和并发症防治】

1. 出血和血肿　　浅表部位的穿刺活检由于术后可以有效按压，因而血肿发生率较低。因此，术后即刻、有效的压迫止血是预防局部血肿的关键。下肢尤其是足部的穿刺活检，术后应嘱患者休息，尽量减少行走和负重。

2. 神经损伤 高频超声由于能清晰显示四肢的较大神经，因而能有效避免对神经的损伤。但对于一些细小的神经，受超声分辨率的影响及肿块所致神经位置的变化，很难避免神经损伤。将穿刺针尖刺入肿块内，并确保激发的活检针槽全部位于肿瘤内，可减少对肿瘤外部神经损伤的可能。

3. 局部不适或疼痛 轻微的疼痛一般不需要处理。疼痛明显者，排除局部感染后可应用一般止痛药物处理并密切观察。

4. 感染 术后1周内应观察穿刺部位有无红、肿、热、痛等感染征象，发现异常征象时应及时请临床医师会诊并处理。

5. 对于含液性病变应警惕穿刺术后窦道的形成 穿刺针先较大角度斜行进入皮下后再稍微调整角度进行穿刺，同时尽量在实性部分进行取材。

第三节　超声引导下肌肉骨骼、关节的穿刺注药治疗

肌肉骨骼、关节疾病的超声介入治疗以其准确、微创、有效得到迅速发展。由于病变部位相对表浅，传统多采用徒手盲穿，但弊端多，如血管损伤致出血、神经损伤、将药物注射到肌腱导致肌腱易损等，且由于不能精准注射，还使得药物使用量和治疗次数增多，增加了治疗风险和医疗费用。

【适应证】

（1）急性、慢性腱鞘炎。

（2）腱鞘囊肿或局限性积液压迫周围神经，出现卡压症状。

（3）急性、慢性肌腱病，如网球肘、肱二头肌长头肌腱腱鞘炎等。

（4）慢性肌腱病伴钙化。

（5）关节滑囊炎伴积液。

（6）关节腔积液或积脓。

（7）强直性脊柱炎的髋关节病变。

（8）肢体肌间血肿需要治疗。

【禁忌证】

（1）凝血功能异常：凝血酶原时间＞30秒，凝血酶原活动度＜40%，血小板计数＜50×10^9/L。

（2）近期使用抗凝、抗血小板聚集药物，如阿司匹林、波立维、华法林、肝素等，需停用后再行此治疗。

（3）局部皮肤破溃，无安全进针路径。

（4）患者不能配合。

【术前准备】

1. 仪器及物品

（1）超声设备：彩色多普勒超声仪，徒手或使用穿刺引导装置。

（2）穿刺针：最常用21 G的PTC穿刺注射针，也可用18 G或16 G的PTC穿刺针。

（3）消毒用物品：超声介入穿刺包（内含弯盘1个、止血钳2把、组织钳1把、消毒杯1个、无菌巾3块、消毒棉球3个、纱布4块、无菌试管2个），不同规格注射器，碘伏消毒液。

（4）药品：2%盐酸利多卡因注射液，减轻滑膜增生和炎性渗出的皮质类固醇类药物（如曲安奈德、倍他米松等），透明质酸衍生物（如玻璃酸钠），治疗强直性脊柱炎的药物（如注射用重组人Ⅱ型肿瘤坏死因子受体－抗体融合蛋白），生理盐水等。

（5）急救仪器及药物：如生理监护仪，电除颤仪，以及常规急救药物。

2. 患者准备

（1）治疗前可行MRI检查，超声引导穿刺前可结合其他影像学检查进行分析。

（2）术前检查血常规、凝血功能和传染病血清四项等指标。

（3）术前与患者和（或）其家属谈话，重点说明治疗目的、手术过程、手术风险和可能的并发症、费用等，并令其签署知情同意书。

【注意事项】

（1）穿刺时始终采用超声实时引导，避开血管和其他重要结构，使穿刺针准确到达靶部位。在关节腔注射前局部麻醉时，可以利用注射器建立穿刺针道。

（2）强直性脊柱炎患者髋关节腔穿刺注药时，注意针尖斜面、针道与关节面的角度，避免药物注射到关节腔外。

（3）避免直接穿刺肌腱、韧带，即使肌腱、韧带发生炎症，也应把药物注射到肌腱、韧带的周围。针尖斜面朝向关节面，避免损伤软骨。

（4）囊肿、积液、脓肿液体较黏稠（如腱鞘囊肿常呈胶冻状）难以抽出时，可用生理盐水稀释、置换，使之完全抽出。

（5）部分肌骨、关节腔用药为混悬液，注射前需摇匀，注射时务必回抽，避免入血。

（6）肌腱、韧带和关节腔介入治疗对无菌操作要求非常严格，以避免交叉感染。

（7）超声介入治疗后，可配合使用康复理疗技术以巩固疗效。

【不良反应和并发症预防】

（1）周围器官结构损伤导致出血：超声引导下清晰显示靶目标，多数情况下使用较细的 21 G 穿刺针，少有此类并发症发生。

（2）气胸：对肩部、胸部治疗时可出现，但多数情况下气体量少，可自行吸收。

（3）局部疼痛：穿刺时轻微疼痛，患者可以忍受。

第四节　超声引导下腘窝囊肿穿刺抽液及硬化治疗

腘窝囊肿亦称 Baker 囊肿，是临床中常见的滑液囊肿，它的出现常与膝关节内病变有关，如半月板撕裂、前交叉韧带撕裂及膝关节软骨病变。腘窝囊肿的治疗多采用在腘窝区做"S"形或"Z"形开放切口的腘窝囊肿剥离术，但由于腘窝囊肿的囊壁很难剥离干净，残留的囊壁会导致术后复发，故腘窝囊肿的开放手术复发率较高。同时由于腘窝附近有许多重要的神经血管通过，如腘动脉、腘静脉、胫神经及腓总神经，术中一旦损伤这些神经血管，将会造成严重并发症。另一种方法为关节镜下清理膝关节内病灶以减少膝关节内的炎性渗出，同时应用 PDS 缝合线缝合关节腔与腘窝囊肿之间的通道，从而减少渗出液从膝关节腔至腘窝囊肿的单向流动。但上述治疗方法不仅创伤大，而且愈合时间长。近年来，腘窝囊肿的微创治疗受到临床关注，特别是在超声引导下经皮穿刺腘窝囊肿抽吸和硬化治疗疗效可靠，操作过程只需局部浸润麻醉，简便、易行，具有创伤轻微，痛苦小的优点，并可重复治疗。术后患者恢复快，费用也较低廉，患者易于接受。

【适应证】

依靠病史，临床症状及体征，B 超，以及囊肿细针穿刺病理检查确诊为腘窝囊肿。

【禁忌证】

如果拟用乙醇或聚桂醇硬化治疗，凡有乙醇或聚桂醇过敏史者，或近期应用头孢类抗菌药物者应列为禁忌证。

【术前准备及注意事项】

术前检查血常规、肝肾功能、凝血功能、腘窝囊肿彩超等，患者如存在凝血功能异常，暂不考虑行硬化剂注射治疗。如术前评估患者存在囊肿与关节腔相通的可能性，则进一步行 CT 和（或）MRI 检查，确定囊肿与膝关节腔不相通后方可继续进行硬化治疗。

术中、术后可出现局部或膝关节剧烈疼痛，局部神经、血管损伤，膝关节功能障碍等严重并发症。

防治：患者取俯卧位，常规消毒铺巾，2% 盐酸利多卡因注射液局部麻醉，穿刺前对患处行多切面扫查，选择最佳进针方向，选取囊肿长轴最浅表处并避开腘窝血管及腓总神经走行部位作穿刺点。在实际操作中为了减少并发症的发生，还应注意进针方向尽量与关节囊切线平行，避免垂直于关节囊方向进针以免刺入关节囊、损伤关节囊，避免将药物注入关节囊或污染关节腔。采用 18 G 一次性使用静脉留置针穿刺，术后对针孔按压 3 ~ 5 分钟，常规无菌敷料包扎 24 小时。

【临床疗效评价】

2 周后根据临床查体及超声检查判定疗效，2 次注射之间的间隔时间为 2 ~ 3 周。3 次治疗无效者，建议行手术治疗。治愈：囊肿消失无复发；显效：囊肿直径较治疗前缩小 ≥ 1/2；有效：囊肿直径较治疗前缩小 < 1/2；无效：囊肿大小无变化。

【临床价值和意义】

临床上腘窝囊肿的常规治疗是外科手术，但有些囊肿因发生部位与周围解剖结构关系复杂，手术剥离囊壁比较困难，很难剥离干净，残存的滑囊细胞极易导致囊肿复发，疗效尚不满意。同时由于腘窝附近有许多重要的神经血管通过，如腘动脉、腘静脉、胫神经及腓总神经，术中一旦损伤这些神经血管，将会造成严重并发症。

硬化治疗是指刺激性物质注射进囊腔，使囊腔内壁细胞脱水、变性、坏死，从而失去分泌功能，进一步使囊颈、囊壁粘连，最终使囊腔闭塞。聚桂醇注射入囊腔后可留置在囊腔中破坏囊腔的被覆上皮细胞，而不需要将其吸出。这是聚桂醇硬化治疗的最重要优点，和乙醇硬化治疗相比，聚桂醇硬化治疗中不需要囊内麻醉或患者术中麻醉。

α-糜蛋白酶是从动物胰腺内提取的一种蛋白水解酶，具有分解变性蛋白质和消化纤维沉着物的能力，作用与胰蛋白酶相似，但比胰蛋白酶分解能力强、毒性低、不良反应小。α-糜蛋白酶具有肽链内切酶作用，能切断蛋白质肽链中苯丙氨酸及酪氨酸羧端肽链，分解炎症部位纤维蛋白的凝结物。

α-糜蛋白酶还具有脂解酶的作用，可使某些脂质水解。囊肿中的囊液主要是以黏蛋白为主的胶冻状分泌物，冲洗后囊腔壁上残留的胶冻状分泌物可能会影响硬化剂对囊腔壁内皮细胞的破坏作用，囊腔壁不完全破坏是腘窝囊肿复发的一个重要原因。

α-糜蛋白酶能分解冲洗后残留在囊腔壁上的黏蛋白，使硬化剂与囊腔壁内皮细胞充分接触，降低了硬化治疗的复发可能。有研究表明在聚桂醇囊内注射之前使用 α-糜蛋白酶生理盐水溶液冲洗囊腔，在临床实际应用中取得了显著的疗效。此外，超声引导下可选择多点穿刺的方式，因为腘窝囊肿的囊腔常不规则，有时囊腔内还存在分隔，多点穿刺可以克服上述问题，使得囊腔内囊液更易吸净并且使囊腔更易冲洗干净，同时增大了聚桂醇与囊腔内壁的接触，提高了聚桂醇对囊壁的破坏效果。α-糜蛋白酶囊内冲洗联合聚桂醇囊内注射硬化治疗腘窝囊肿是一种微创且安全有效的方法，值得在临床中推广。

第五节　超声引导下外周神经阻滞

随着超声技术的发展，许多外周神经可被超声清晰显示，从而可在超声引导下方便地行外周神经阻滞，可用于神经阻滞麻醉、疼痛及外周神经炎的治疗等。由于超声引导的周围神经阻滞技术准确、微创，且效果确切，目前已得到临床的广泛认可。

【适应证】

（1）外周神经卡压后水肿、疼痛、麻木等。

（2）外周神经性疼痛。

（3）外周神经支配区的阻滞麻醉。

（4）颈交感性头痛、头晕。

（5）所有能被超声显示的外周神经，根据临床需要均可以在超声引导下进行局部治疗或神经阻滞麻醉。

【禁忌证】

（1）凝血功能异常：凝血酶原时间＞30秒，凝血酶原活动度＜40%，血小板计数＜50×10^9/L。

（2）若近期使用抗凝、抗血小板聚集药物，需停用后再行此治疗。

（3）局部皮肤破溃，无安全进针路径。

（4）患者不能配合。

【术前准备】

1. 仪器及物品

（1）超声设备：彩色多普勒超声仪，徒手或使用穿刺引导装置。

（2）穿刺针：最常用21 G的PTC穿刺注射针。

（3）消毒用物品：超声介入穿刺包（内含弯盘1个、止血钳2把、组织钳1把、消毒杯1个、无菌巾3块、消毒棉球3个、纱布4块、无菌试管2个），注射器，碘伏消毒液。

（4）药品：局麻药（2%盐酸利多卡因注射液，或其他阻滞麻醉药物）；糖皮质激素（具有消炎和免疫抑制作用）。

（5）急救仪器及药物：如生理监护仪，电除颤仪，以及常规急救药物。

2. 患者准备

（1）治疗前可行其他影像学检查，并注意结合其他影像学结果进行分析。

（2）术前检查血常规、凝血功能和传染病血清四项等指标。

（3）术前与患者和（或）其家属谈话，重点说明治疗目的、简要过程、手术风险和可能的并发症、费用等，并令其签署知情同意书。

【注意事项】

（1）正确识别外周神经与其他结构，如肌腱、韧带等，避免药物误注。

（2）对于超声不能直接显示的外周神经，如肩胛上神经、肋间神经等可借助其走行在血管神经束这一结构特点，在彩色多普勒超声引导下准确将药物注射到血管旁。颈交感神经节和脊神经节后支阻滞需要借助周围的解剖结构，避免药物注入或流入椎管导致严重并发症。

（3）臂丛神经阻滞时，彩色多普勒超声引导避开椎动脉，并边观察边缓慢注药，避免药物流入椎管；锁骨周围穿刺时避开锁骨下动脉和右肺尖。

（4）神经性疼痛在超声介入治疗后，可配合使用康复理疗技术以巩固疗效。

【不良反应和并发症防治】

1. 脊髓麻痹 非麻醉需要的臂丛神经根、颈神经节或其他脊神经根阻滞时，可引起注射平面的脊髓麻痹，高位者呼吸肌受累，导致窒息，与药物沿神经鞘膜进入椎管有关。预防措施：①超声引导准确识别靶目标；②缓慢注药，边注药边观察患者反应，避免注药速度过快。

2. 气胸 对肩部、胸部治疗时可出现，但多数情况下气体量少，可自行吸收。

3. 血肿或药物入血 系穿刺过程中误伤血管所致，采用彩色多普勒超声引导和注射前回抽可以有效避免。

第六节　超声引导下肩袖钙化性肌腱炎冲洗及抽吸治疗

肩袖钙化性肌腱炎是指钙化物质沉积在肩袖内，最常累及的是冈上肌腱，其次是冈下肌腱和肩胛下肌腱。钙化物质以羟磷灰石的形式沉积于肌腱内，常位于肌腱远端近肱骨大结节或小结节附着处。钙化也可发生在相邻滑囊内。患者常表现为肩关节活动受限或疼痛，确诊需依靠影像学检查。

【适应证】

超声引导下经皮肩袖钙化性肌腱炎冲洗及抽吸治疗最早报道于1995 年，目前已成为肩袖钙化性肌腱炎的首选治疗方法。

（1）急性起病，病程≤ 2 周。

（2）肩周疼痛，有静息疼痛及夜间疼痛加重。

（3）在肱骨大结节、肩峰下等部位有明显压痛，伴或不伴肿胀。

（4）伴或不伴肩关节功能障碍。

（5）肌骨超声或 MRI 检查显示冈上肌腱内可见钙化灶。

【禁忌证】

（1）灰阶超声显示病灶或目标不明确、不清楚或不稳定。

（2）患者出、凝血功能严重障碍。

（3）穿刺途径无法避开大血管及重要器官。

（4）化脓性感染病灶如脓肿可能因穿刺途径而污染周围组织。

（5）中、重度心绞痛、心肌梗死及心力衰竭、重度高血压、脑血管病变。

（6）精神障碍、极度紧张及重度癫痫。

【器具】

1. **穿刺针**　25 G 用于麻醉，16 ～ 18 G 用于冲洗和抽吸。

2. **注射药物**　局麻药（2% 盐酸利多卡因注射液，或其他阻滞麻醉药物）；糖皮质激素 1 ～ 2 mL。

3. **冲洗注射器**　根据钙化灶的量准备 3 ～ 10 个（每个 10 mL 注

射器内均抽取 7 mL 生理盐水和 3 mL 局麻药混匀）。

【术前准备】

（1）在穿刺之前，超声医师必须掌握患者的病史和病情，明确穿刺目的，尤其要明确穿刺的目的所诊断性还是治疗性。然后，用超声诊断仪仔细观察病灶或目标，研究穿刺引导是否可行。同时结合具体适应症和禁忌症的规定，确定患者是否适宜行介入性超声并通知患者实际情况。

（2）检查与器械：①血常规和凝血三项；②必要时查心功能、肝功能及肾功能；③治疗前 1 周停服抗凝剂（如阿司匹林等）；④做好患者及其家属的术前谈话，并签署知情同意书；⑤完成超声引导探头及穿刺针等介入操作器械的清洁、消毒。

【操作技巧及注意事项】

局部麻醉时应注意针尖通过皮肤刺入钙化灶边缘时不能将空气带入软组织或邻近的肩峰下滑囊，若钙化灶被气体完全遮挡，将大大延长治疗时间至气体被再次吸收。在超声引导下，针尖进入钙化灶中心位置，通过上述混有生理盐水和麻醉药物的注射器，不断的进行推注和抽吸，直到钙化灶中心空洞形成，此时空洞内可见旋涡状有回声物质。当注射器抽吸时可见钙化物被吸入针管内，当注射器内充满大量钙化物时，更换新的注射器，直到不再有钙化物吸出且吸出的液体是清亮的。此时，可将沿原病灶壁分布的钙化灶进行穿刺、捣碎，如果变成了小的点状钙化，则可用上述同样的方法进行冲洗和抽吸治疗。这一过程结束后，将不能冲洗的钙化碎片用针尖捣碎。最后，由于治疗过程中钙化物从受累的肩袖肌腱进入滑囊后能引起患者疼痛，将上述局麻药和糖皮质激素的混合液注入邻近的肩峰下滑囊后，能使疼痛在治疗后的几周至几个月明显减轻。

【经验教训】

（1）一次性穿刺进入钙化灶中心是必要的。

（2）不要让空气进入局部软组织内。

（3）后方声影明显的线状钙化灶，可能是附着点炎症的表现，而非羟磷灰石成分钙化，虽然也能用针尖将其捣碎，但冲洗治疗往往效果不佳。

（4）事实上，有一些临床医师仅对钙化灶进行针刺处理而未对钙化微粒进行抽吸，也能达到相似的疗效。

【不良反应和并发症预防】

1. **出血及血肿**　肩部位置表浅，可以有效按压，因而血肿发生率较低。术后即刻、有效的压迫止血是预防局部血肿的关键。术后应嘱患者休息，尽量减少肩部活动。

2. **感染**　术中注意无菌操作原则，可预防感染。

3. **神经损伤**　造成局部麻痹和瘫痪。

4. **气胸**　对肩部治疗时可出现，但多数情况下气体量少，可自行吸收。预防措施：超声引导下精准识别靶目标。

【临床疗效及价值】

研究表明，此治疗可迅速改善患者症状，但治疗后15周左右症状有可能暂时复发，治疗后1年，其疗效要优于未经治疗者，但在治疗后5年和10年却没有明显差别。

采用超声引导下直接对钙化灶反复提插穿刺、捣碎、抽吸，目的是吸去钙质沉积物，或将较大的钙化灶捣碎后利于吸收。较传统的封闭治疗方法，起效更快，疗程更短，短期及综合疗效更好，能大大提高患者的生活质量。且超声属于无创检查，无放射学损害，是治疗钙化性冈上肌腱炎重吸收期急性疼痛发作最理想的治疗手段，值得推广应用。

第十章

超声在血管疾病介入治疗中的应用

第一节　超声在动脉疾病介入治疗中的应用

一、下肢动脉狭窄或闭塞

下肢动脉硬化闭塞症（arteriosclerosis obliterans，ASO）指由于动脉硬化造成下肢供血动脉内膜增厚、管腔狭窄或闭塞，病变肢体血液供应不足，引起下肢间歇性跛行、皮温降低、疼痛乃至发生溃疡或坏死等临床表现的慢性进展性疾病，常为全身性动脉硬化血管病变在下肢动脉的表现。

根据影像学检查所见，动脉狭窄或闭塞程度可按 2007 年第 2 版泛大西洋协作组（TransAtlantic Inter-Society Consensus，TASC）分型标准对主髂动脉病变和股腘动脉病变进行分型。TASC Ⅱ 分级分型的主要依据是狭窄、闭塞病变的数量、长度、部位及严重程度，可将主 – 髂动脉和股 – 腘动脉分别分为 A ～ D 级，详见《下肢动脉硬化闭塞症诊治指南（上）》。腔内治疗是近年来发展很快的一种新型治疗手段，与传统外科手术相比具有创伤小、恢复快、可反复进行等优点，尤其适用于高龄、高危、有合并症的患者，应用日益广泛。治疗下肢ASO 的血管腔内技术较多，如经皮球囊扩张血管成形术（percutaneous transluminal angioplasty，PTA）、支架置入、斑块切除术、激光成形术、切割球囊、药物球囊、冷冻球囊、药物溶栓治疗及血栓切除等。

与传统的血管造影相比，超声辅助具有以下优点：①不需造影剂，非常适合存在慢性肾病或者造影剂过敏体质的患者；②医师与患者都可避免射线损害；③与传统造影相比超声费用要低得多；④血管与导丝同时显示，可清晰显示导丝在动脉腔内的走行，可及时发现导丝进入侧支并方便做出调整；⑤可同时显示动脉管腔与动脉管壁，便于及时判断导丝是否进入假腔甚至穿透血管壁；⑥术后除判断血流通畅与否外，可实时提供流速、流量等信息；⑦在动脉穿刺部位存在斑块或解剖变异时，超声可引导穿刺。

【适应证】

TASC Ⅱ分级 A ~ C 级病变首选腔内治疗，D 级病变存在手术禁忌时可选择腔内治疗。

【禁忌证】

（1）无法纠正的凝血功能障碍。

（2）不能耐受介入手术或无法取得体位配合。

（3）全身感染或缺血肢体存在严重的局部感染。

二、肾动脉狭窄

随着人口老龄化时代的来临和血管影像技术的普及，在心血管病临床实践中发现肾动脉狭窄（renal artery stenosis，RAS）越来越多。RAS 是引起高血压 和（或）肾功能不全的重要原因之一，如果未予适当治疗，病情往往呈进行性加重，部分肾动脉从狭窄变为闭塞，肾功能逐渐恶化，部分患者因此进展为终末期肾病。

RAS 的病因诊断往往是选择合理治疗策略的开始，一般分为两类：动脉粥样硬化性 RAS 和非动脉粥样硬化性 RAS。大多数 RAS 由动脉粥样硬化所致，多见于有多种心血管危险因素的老年人。非动脉粥样硬化性 RAS 包括大动脉炎、纤维肌性发育不良（fibro-muscular dysplasia，FMD）、血栓、栓塞、主动脉夹层累及、外伤、先天性肾动脉发育异常、结节性多动脉炎、白塞病、放射治疗后疤痕、周围组织肿瘤及束带压迫等，以大动脉炎和 FMD 最为常见。

肾动脉血运重建理论上是治疗肾动脉狭窄的根本措施，由于经皮介入治疗创伤小，适应证广，成为首选治疗方法。超声引导介入治疗无须造影剂，可无创诊断肾动脉狭窄，对于手术耐受差、肾功能不全患者尤其适用。由于超声显示肾动脉受肠气、肥胖影响较大，相关报道较少。

【适应证】

1. 动脉粥样硬化性 RAS 的介入治疗

目前认为，以控制高血压为目的的肾动脉支架术，入选患者需满足 2 个关键点：①肾动脉狭窄 ≥ 70%，且能证明狭窄与血压升高存在因果关系；②顽固性高血压或不用降压药时达高血压Ⅲ级水平。

如以肾功能变化作为主要终点事件进行药物治疗或血管重建的随机临床研究，其结果往往是中性的。一般认为，如果要取得有益结果，需要具备以下 2 个条件：①患侧肾小球大部分存活（≥ 50%），且无不可逆损伤，尤其是双侧肾或单功能肾的肾动脉严重狭窄（≥ 70%）所致的缺血性肾病；②从事肾动脉介入的治疗团队富有经验，能有效防范介入对肾的直接损害。

介入治疗方法包括 PTA 和支架置入术。指南建议动脉粥样硬化性 RAS 要获得满意的血管重建和减少再狭窄率应常规使用支架置入，但对于小部分不适合支架置入的病变仍可采用 PTA 治疗。

2. 非粥样硬化性 RAS 的介入治疗

非粥样硬化性 RAS（主要指 FMD 及大动脉炎）患者，大多数发病年龄在 40 岁前，合并原发性高血压少见，如果肾动脉直径狭窄≥ 50%，伴有持续高血压Ⅱ级或以上，依赖降压药，则单纯肾血管性高血压的诊断基本确立，应该接受肾动脉血管重建治疗。

一般首选 PTA，不提倡使用血管内支架，有 2 个原因：①单纯 PTA 治疗 FMD 及大动脉炎的疗效较好，再狭窄率明显低于动脉粥样硬化性病变；②此类病变放置支架的生物学效果及远期结果并不清楚。

【禁忌证】

如病因系大动脉炎，在炎症活动期不宜实施介入手术，一般要用糖皮质激素治疗使红细胞沉降率降至正常范围后 2 个月方可考虑行 PTA。

【术前准备】

术前选择性检查包括：尿蛋白，血肌酐，卧、立位血浆肾素血管紧张素 – 醛固酮，C 反应蛋白，红细胞沉降率，24 小时动态血压，肾 / 肾动脉超声 /CT 血管造影（CT angiography，CTA）或磁共振血管成像（magnetic resonance angiography，MRA），卡托普利肾显像，分侧肾小球滤过率。

【并发症及其处理】

1. 肾动脉穿孔　如破口小、出血程度轻，可用球囊反复堵塞肾动脉几次（3 ～ 5 分钟 / 次）并注射鱼精蛋白中和肝素，往往有效。

若此方法无效，可行超声下选择性动脉栓塞术。

2. 肾动脉栓塞 临床上患者多仅为轻、中度肾功能受损，而严重者发生急性肾功能衰竭则需依赖透析疗法；而目前远端保护装置在肾动脉介入中预防栓塞的地位仍不明确。

3. 肾动脉主干夹层或闭塞 需留置导丝在远端真腔内予以支架治疗，使内膜贴壁，恢复血流。

4. 肾动脉破裂 要立刻球囊压迫止血，反复几次（3 ~ 5 分钟/次）并注射鱼精蛋白中和肝素。如无效，要尽快用覆膜支架堵住破口。无法用覆膜支架处理的破口需尽快由血管外科在直视下进行手术。

三、腹主动脉瘤

腹主动脉瘤（abdominal aortic aneurysm，AAA）是一种以腹主动脉壁结构破坏，渐行性扩张成搏动性肿块为主要特征的退行性病变，具有潜在的致命性。

腹主动脉瘤腔内修复术（endovascular aneurysm repair，EVAR）是使用覆膜血管支架来隔绝动脉瘤腔的一项介入治疗方法，较传统开放手术具有创伤小、恢复快、术后早期并发症发生率低等优势，已成为腹主动脉瘤的主要治疗手段。

常规超声辅助 EVAR 治疗解剖条件良好的腹主动脉瘤时，能清楚显示近远端锚定区域及内漏情况，尤其适合存在碘造影剂禁忌的患者。

【适应证】

（1）腹主动脉瘤直径＞ 4.5 cm 或以每年 5.0 mm 的速度增长，累计增长直径≥ 10.0 mm。

（2）出现腰背部、腹部疼痛等，腹主动脉瘤趋于破裂或并发破裂征象。

（3）发生感染，瘤壁血栓形成伴有器官或下肢严重缺血。

（4）腹主动脉瘤并发主动脉肠瘘、主动脉 – 腔静脉瘘。

【禁忌证】

（1）患有任何败血症或急性感染性疾病。

（2）肠系膜下动脉是结肠的主要供血来源。

（3）近端瘤颈长度＜ 15 mm、近端瘤颈成角＞ 60°、髂动脉多发性硬化斑块或扭曲＞90°、腹主动脉和髂股动脉伴有广泛钙化等情况，传统视为禁忌，但随着介入技术的发展，"烟囱""开窗""分支支架"等辅助技术的涌现和器具性能的进步，已逐步成为相对禁忌或非手术禁忌证，需结合术者技术水平等因素综合考虑。

【并发症及其处理】

（1）术中髂股动脉狭窄、痉挛或扭曲，致输送器无法推进，可行腹膜外切口。

（2）由于病变累及脊髓供血动脉导致术后截瘫、大小便失禁、性功能障碍及其他神经损伤。

（3）术后出现下肢缺血（蓝趾综合征等）、内脏（胃肠道、肝、胰、肾等）缺血等并发症，必要时需手术处理。

（4）围手术期肾功能衰竭，可能需行血液滤过治疗。

（5）术中肠系膜上动脉、肾动脉等被覆膜支架覆盖，需中转行旁路手术。

（6）术后不明原因的局部或全身感染、败血症等，腔内移植物感染，可能需手术取出。

（7）术中、术后内膜撕裂形成急性夹层，需再次介入或手术处理；术后动脉瘤及锚定区继续扩张，需再次治疗。

第二节　超声在静脉疾病介入治疗中的应用

一、下腔静脉滤器置入

下腔静脉滤器（inferior vena cava filter，IVCF）是为预防下腔静脉系统栓子脱落引起肺动脉栓塞而设计的一种装置。滤器置入术是预防下肢深静脉血栓导致肺栓塞的安全有效的方法，尤其适用于抗凝治疗禁忌证患者。

常规 IVCF 置入术需在 X 线引导下完成，存在辐射暴露和静脉注射对比剂过敏等问题。对危重或多发伤不宜搬动的患者来说，超声介入引导 IVCF 置入具有优势，尤其适合床旁行动不便的患者。

【适应证】

1. **绝对适应证**

（1）已经发生肺栓塞或下腔静脉及髂、股、腘静脉血栓形成的患者有下述情况之一：①存在抗凝治疗禁忌证；②抗凝治疗过程中发生出血等并发症；③充分的抗凝治疗后仍复发肺栓塞和各种原因不能达到充分抗凝。

（2）肺栓塞同时存在下肢深静脉血栓形成（deep venous thrombosis，DVT）。

（3）髂、股静脉或下腔静脉内有游离漂浮血栓或大量血栓。

（4）诊断为易栓症且反复发生肺栓塞。

（5）急性 DVT，欲行经导管接触性溶栓治疗和经皮机械性血栓清除术。

2. **相对适应证**　主要为预防性滤器置入，选择须谨慎。

（1）严重创伤，伴有或可能发生急性 DVT，包括①闭合性颅脑损伤；②脊髓损伤；③下肢多发性长骨骨折或骨盆骨折等。

（2）临界性心肺功能储备伴有 DVT。

（3）慢性肺动脉高压伴高凝血状态。

（4）存在高危险因素，如肢体长期制动、重症监护。

（5）高龄、长期卧床伴高凝血状态。

【禁忌证】

1. **绝对禁忌证**

（1）慢性下腔静脉血栓。

（2）下腔静脉直径超过或等于所备用滤器的最大直径。

2. **相对禁忌证**

（1）严重的大面积肺栓塞，病情凶险，患者生命垂危。

（2）伴有菌血症或毒血症。

（3）患者未成年。

【术前准备】

1. **影像学检查**

（1）下肢静脉超声检查：了解深静脉血栓形成的范围、性质和程度。

（2）肺动脉 CTA：明确肺栓塞的有无及范围。如双下肢肿胀，可考虑做下腔静脉和肺动脉一体化 CTA。

（3）顺行性静脉 DSA：评估下肢深静脉血栓及阻塞情况。

（4）心脏彩色多普勒超声检查：了解肺动脉的形态、有无血栓及右心功能和肺动脉压力。

2. 实验室检查

（1）血常规。

（2）凝血功能：酶联免疫吸附试验（enzyme linked immunosorbent assay，ELISA）检测血浆 D- 二聚体，血浆 D- 二聚体＞ 500 μg/L 对诊断急性 DVT 和肺动脉栓塞（pulmonary embolism，PE）有重要参考价值；凝血酶原时间（PT）和国际标准化比值（INR）；纤维蛋白原（FIB）；活化部分凝血活酶时间（APTT）；凝血酶时间（TT）。有条件时还可检测蛋白 C、蛋白 S 和抗凝血酶 – Ⅲ（AT- Ⅲ）。

（3）肝肾功能。

3. 滤器准备 经常使用滤器的医院，应在介入手术室备有常用的 IVCF，术前应充分了解所选用 IVCF 的分类、特性、置入和取出途径、可取出时间窗。应详细阅读产品说明书，因不同生产厂家和不同产品操作方法有所不同。针对不同的病例，选用不同的滤器。

【并发症及其处理】

1. 下腔静脉穿孔 滤器穿透血管壁可分为急性下腔静脉穿孔（数分钟至数日）和慢性下腔静脉穿孔（数周至数月），均可导致出血、血肿、感染等并发症，少数病例症状可能较严重。发现伞形可取出滤器支撑脚穿透血管壁且伴有出血和血肿时，宜停用溶栓治疗，调整或暂停抗凝治疗，待凝血功能接近正常值后用腔内介入的方法取出滤器。如已伴发其他严重并发症或患者存在严重心理障碍，可考虑在腹腔镜辅助下取出或开放手术直视下取出。

2. 下腔静脉阻塞 滤器置入后急性下腔静脉阻塞常发生在大量血栓脱落陷入滤器时，经导管接触性溶栓治疗（catheter directed thrombolysis，CDT）和经皮机械性血栓清除术（percutaneous mechanical thrombectomy，PMT）处理后常可迅速恢复下腔静脉血流。滤器长期置入引起的慢性下腔静脉阻塞临床表现为腹壁浅静脉曲张，双下肢肿胀，色素沉着，严重者发生静脉性溃疡，其处理方法同下肢深静脉血栓后综合征（post-thrombosis syndrome，PTS），可试行通过滤器做血管成形术，对部分髂静脉血流通畅的患者，可置入下腔静脉支架以维持下腔静脉血流。

3. **肺栓塞再发** 肺栓塞再发可发生在滤器置入后的任何时间，大多由于患者高凝状态未纠正、滤器顶部的血栓脱落、滤器变形或倾斜导致滤过效果下降所致。规范抗凝、及时处理残留的血栓能避免或减少肺栓塞再发。肺栓塞再发的处理方法同肺栓塞的治疗。

4. **少见和罕见并发症** 滤器置入后少见和罕见并发症包括十二指肠穿孔、小肠穿孔、输尿管损伤、腹主动脉假性动脉瘤、腰动脉撕裂等。滤器断裂导致滤器构件随血流游移，进入肾、肝实质、右心房和右心室、肺动脉主干及分支等。以上少见和罕见并发症一旦发现，宜尽早经介入或开放手术积极处理。对无临床相关症状且无大出血、严重感染风险者，可定期进行影像学随访和临床观察。

二、导管接触性溶栓

DVT 是血液在下肢深静脉内异常凝结引起的疾病。患者因血液回流受阻，出现下肢肿胀、疼痛、功能障碍，血栓脱落可引起 PE，导致气体交换障碍、肺动脉高压、右心功能不全，严重者出现呼吸困难、休克甚至死亡。

溶栓是 DVT 治疗的重要组成部分，根据溶栓途径可分为 CDT 和系统溶栓。CDT 是利用血管腔内治疗技术，将溶栓导管置入下肢深静脉内，直接与血栓接触，使得溶栓药物直接作用于静脉血栓，有利于提高局部血药浓度，加速血栓的溶解；可以较快的开通阻塞的静脉，促进血液回流，减轻患肢淤血及高压状态，从而减少对下肢静脉瓣膜功能的影响，减少或避免深静脉血栓形成后综合征的发生。

超声引导可清晰明确显示静脉的位置、走行、侧支、直径、与动脉的位置关系、血流情况、有无解剖变异及其与周围组织的关系，准确定位静脉内有无血栓、血栓具体部位、内膜有无损伤及有无血流动力学改变，从而判断是否适合置管和确定进针部位，可随时调整角度和方向。进入静脉后，超声可以清晰显示导丝、导管的走行情况，有效避开静脉瓣，实时显示溶栓导管在血管内的位置，当遇到血栓或管壁阻挡端头不能顺畅同行时，通过超声成像，可实时调整溶栓导管的角度和方向，置入血栓内的目标位置。置管完毕后，可通过超声实时监测溶栓疗效和静脉再通程度，及时调整溶栓导管位置，调整用药，并决定最终拔管时间。对于重症 DVT 患者可床旁操作，避免因移动患者所导致的损伤。

【适应证】

（1）中央型或混合型急性期 DVT。

（2）中央型或混合型亚急性期 DVT。

（3）髂股静脉 DVT 慢性期或后遗症期急性发作。

【禁忌证】

（1）3 个月内有脑出血和（或）重大手术史、1 个月内有消化道及其他内脏出血和（或）脏器手术史。

（2）伴有较严重感染。

（3）急性期髂股静脉或全下肢 DVT，血管腔内有大量游离血栓而未行下腔静脉滤器置入。

（4）难以控制的高血压［血压 > 180/100 mmHg（1 mmHg = 0.133 kPa）］。

（5）75 岁以上患者和妊娠期伴发 DVT 者慎重选择。

【术前准备及并发症处理】

参照中国医师协会介入医师分会、中华医学会放射学分会介入专业委员会、中国静脉介入联盟 2019 年发表于《介入放射学杂志》的《下肢深静脉血栓形成介入治疗规范的专家共识（第 2 版）》。

三、布 – 加综合征

布 – 加综合征（Budd-Chiari syndrome，BCS）的最初定义为由肝静脉阻塞导致的肝静脉回流障碍、肝淤血而产生的门静脉高压临床综合征；广义定义为肝静脉和（或）其开口以上的下腔静脉阻塞所导致的门静脉和（或）下腔静脉高压临床综合征；病理生理学定义为从肝小静脉到下腔静脉和右心房汇合处的任何部位的肝静脉流出道阻塞。

BCS 主要包括以下类型与亚型。

（1）肝静脉阻塞型，亚型：①肝静脉／副肝静脉膜性阻塞；②肝静脉节段性阻塞；③肝静脉广泛性阻塞；④肝静脉阻塞伴血栓形成。

（2）下腔静脉阻塞型，亚型：①下腔静脉膜性带孔阻塞；②下腔静脉膜性阻塞；③下腔静脉节段性阻塞；④下腔静脉阻塞伴血栓形成。

（3）混合型，亚型：①肝静脉和下腔静脉阻塞；②肝静脉和下腔静脉阻塞伴血栓形成。

BCS 的治疗经历了由外科手术向介入治疗转变的过程，目前介入治疗已成为 BCS 的首选治疗方法。与经典介入方法比较，超声引导下腔内介入治疗有独特的优点：术中超声可反复观察下腔静脉结构并引导导丝及导管在血管内穿行，及时判断术中有无血管壁损伤、血栓移动、脱落和心脏压塞；超声可连续显示各种导丝、导管、球囊及内支架在下腔静脉内的运行情况及其与下腔静脉内膈膜、血栓和血管壁的接触情况，术者可随时通过获得的信息调整操作；术中可迅速、直观和准确地评价疗效。

BCS 的适应证、禁忌证、术前准备、并发症及其处理参照中华医学会放射学分会介入学组 2010 年发表于《中华放射学杂志》的《布－加综合征介入诊疗规范的专家共识》。

四、超声引导下经皮门静脉穿刺栓塞术

【目的】

超声引导下经皮门静脉栓塞（portal vein embolization，PVE）可通过使预计剩余肝体积（future liver remnant volume，FLR）增生肥大来增加肝的储备功能，从而可以切除更多的带瘤肝组织，扩大了手术的适应证，防止肿瘤沿门静脉播散，配合动脉栓塞使肿瘤完全坏死，防止门静脉瘤栓形成，可提高肝癌的疗效，延长患者生命。

【适应证】

理论上位于门静脉除主干外的任何部位均可行经皮门静脉穿刺栓塞治疗。

（1）慢性肝损伤患者如肝硬化、慢性肝炎、脂肪肝及近期肝局部化疗等，需行半肝切除。

（2）肝实质正常的患者需行扩大半肝切除而预计 FLR < 25%。

（3）肝多发性转移癌患者适合行二期切除。

【禁忌证】

PVE 的禁忌证均为相对的，具体包括以下几方面。

（1）存在血管造影的禁忌证如碘过敏、凝血功能障碍、有出血倾向经积极治疗（包括给予止血剂、凝血因子、输血等）后仍然不能纠正。

（2）门静脉阻塞或海绵样变性。

（3）明显梗阻性黄疸，有 FLR 胆管扩张者需先行胆道引流术。

（4）大量腹腔积液。

（5）严重心、肺、脑、肾疾病，一般情况极差、伴有严重全身疾病、恶病质。

（6）门静脉主干癌栓穿刺难以到达，或合并肠系膜上静脉、脾静脉癌栓者。

（7）有肝外远处转移灶，肝门有不能切除的淋巴转移。

（8）重度肝损害者不宜行 PVE，因为未栓塞的肝叶增生能力受限，PVE 术后有肝衰竭的危险。

（9）胆管扩张者需先行胆道引流术。

（10）患者不能配合检查，特别是患者神志不清醒、精神病症状严重。

（11）相对禁忌有大量腹腔积液、穿刺针道难以避开肿瘤、严重肝萎缩等，这些情况下确有必要做 PVE 的，应酌情引流腹腔积液、给予止血剂、后备应急措施（如输血、选择性肝动脉栓塞等）。

（12）发热及全身性感染。

【术前准备】

（1）常规超声检查及血清 AFP 检查，必要时结合 CT 或 MRI 等影像学检查，明确肝癌病灶数目、大小、部位及门静脉癌栓的部位、范围。

（2）检查血常规、肝肾功能、凝血功能等并确定穿刺栓塞位置。

（3）术前应签署治疗知情同意书。

【器械准备】

彩色多普勒超声诊断仪，普通凸阵探头或穿刺探头，相关治疗物品包括穿刺包、无菌手套、探头无菌隔离套、栓塞剂。栓塞剂种类很多，可单用也可以数种联合应用。文献报道的常用栓塞材料有明胶海绵、氰基丙烯酸盐、微粒（如聚乙烯醇颗粒、微球）、碘油、纤维蛋白胶、凝血酶、弹簧圈、纤维蛋白的黏附混合物和无水乙醇等。麻醉药品一般为利多卡因，并准备急救药品、物品等。

【注意事项】

（1）肝门静脉系统伴行胆管和丰富的神经等，行门静脉穿刺或门静脉癌栓内注射栓塞剂将刺激门静脉管壁及伴行的神经，可引起不同程度的疼痛甚至剧痛，导致一些体质衰弱者无法坚持治疗，故对门静脉癌栓穿刺技术要求较高，力求准确无误地一次穿入，避免多次重复穿刺门静脉，造成疼痛加剧，甚至出血。

（2）门静脉癌栓生长的一个显著特点常为沿门静脉内壁离心式向门静脉主干方向发展，因此，应先治疗癌栓头端（即靠近门静脉主干端），以阻止癌栓向主干方向发展。

（3）超声引导穿刺时，更适宜选择普通探头，采用徒手穿刺法，由于普通探头操作简便灵活，探头具有可上下滑动、左右摆动倾斜和及时调整方向等优点，有利于多点多部位进行注射，有利于显示进针全过程及针尖到达的部位。

（4）在注射栓塞剂时应缓慢推注，尤其在前 1 ~ 2 次注射时更是如此，以减少患者疼痛，必要时可同时肌内注射镇痛药物。

【不良反应和并发症防治】

超声引导下 PVE 最常见的并发症是肝区疼痛、发热及恶心呕吐，经一般处理如吸氧等可缓解，疼痛明显者可注射镇痛药。部分患者肝功能可受到影响，疗程结束后 1 个月内多可恢复。

1. **腹腔内出血**　多是穿刺路径封闭失败引起。肝硬化患者，肝本身顺应性差、凝血功能差、血小板数量减少，容易出血且不易自止。另外在穿刺操作时，患者剧烈咳嗽及大幅度呼吸运动可撕裂肝包膜引起出血。一般小量出血时可行保守治疗；大量出血时，应在输血补液的同时进行外科手术治疗。

2. **肝被膜下血肿**　一般都能自行吸收，不需特殊处理。

3. **瘘管形成**　包括肝动脉－门静脉、肝动脉与胆道、肝动脉和肝静脉之间的瘘管，小的瘘管不需特殊处理，由肝动脉所致的大的瘘管可采用肝动脉栓塞治疗。

4. 胆汁性腹膜炎　为肝内胆管内胆汁通过穿刺路径溢出所致，预防的关键是封闭穿刺路径。

5. 门静脉血栓形成　可因门静脉血流缓慢自发形成，也可由栓塞剂注入或反流入门静脉内及导管损伤门静脉管壁所致。操作时应使用软头导管及导丝，并且应在透视下完成操作，必要时术后可进行抗凝或抗血小板预防。

6. 气胸　穿刺点位置选择过高所致。避免的方法是在透视下进行定位穿刺。少量气胸无须处理，大量气胸应行负压引流。

7. 胸腔内出血　一般为穿刺时损伤肋间动脉及肺动脉所致。穿刺时应远离肋骨下缘。

8. 误穿刺腹腔内其他脏器　常见有胆囊和结肠，主要因穿刺位置、方向不当造成。影像引导下穿刺可减少该类并发症的发生。

9. 肝功能异常　由于门脉栓塞导致门脉分布区域的这部分肝缺血所致。

【临床疗效】

治疗后严密观察 1 ~ 2 周，观察肝功能与 AFP 情况，随访 1 ~ 3 年。短期疗效的判断方法有以下几种。

（1）血清学随访：AFP 是肝癌伴门静脉癌栓的敏感性指标，观察患者血清 AFP 的变化可提示疗效和转归。大多数 AFP 阳性患者治疗后转阴或测定值降低。

（2）超声随访：二维超声以肿瘤缩小、癌栓缩小、消失或停止发展及癌栓内血流信号消失表示近期治疗有效；超声造影门静脉栓子模式为无增强时，表示近期治疗有效。随着时间延长，栓子可机化，门静脉再通。

（3）CT 和 MRI：癌栓坏死 CT 图像为低密度影，增强 CT 无增强表现，如有增强则提示癌组织存活。MRI 的价值同 CT。

（4）穿刺活检：为判断癌组织是否存活的金标准，但应注意某一点的穿刺活检结果并不能代表整个癌栓的情况，且此检查不如其他检查简便易行。

五、超声引导下经皮经肝聚桂醇联合无水乙醇注射消融治疗原发性肝癌合并门静脉癌栓

【目的】

超声引导下经皮经肝聚桂醇联合无水乙醇注射消融治疗原发性肝癌合并门静脉癌栓近年来才开始应用于临床。聚桂醇注射液在临床上应用广泛，可用于下肢静脉曲张、食管胃底静脉曲张、肝血管瘤、肝肾囊肿等硬化治疗。聚桂醇化学名为聚氧乙烯月桂醇醚，具有局部麻醉效果，能破坏细胞膜结构中的脂质双分子层，导致细胞膜破裂，并分解细胞间黏合质使细胞间连接疏松化，同时能直接损伤血管内皮，促进血栓形成。鉴于聚桂醇对注射的病灶局部组织有独特麻醉的作用，可以有效地减轻患者术后的疼痛感，增加患者的耐受性，并可使癌细胞膜破裂，使细胞间连接疏松化有利于无水乙醇弥散，故临床上用于与无水乙醇联合治疗原发性肝癌合并门静脉癌栓。

【适应证】

（1）肝肿瘤能得到根治性治疗，而门静脉癌栓无法一同切除的门静脉癌栓。

（2）肝癌术后复发或术后出现门静脉癌栓，不宜再次手术或拒绝手术。

（3）癌栓位于门静脉分支内。

（4）增强影像学检查证实栓子内有血流供应。

（5）凝血功能基本正常。

【禁忌证】

由于门静脉癌栓是肝癌的肝内转移结果，因此，经皮乙醇注射治疗原发性肝癌的禁忌证也是门静脉癌栓无水乙醇注射治疗的禁忌证，具体包括以下几点。

（1）巨大肝癌。

（2）弥漫性肝癌或合并广泛性门静脉癌栓。

（3）合并凝血功能障碍性疾病，有明显出血倾向，血小板计数 $< 50 \times 10^9 / L$。

（4）出现肝外转移且无法手术切除或用其他方法治疗。

（5）严重乙醇过敏。

（6）严重肝功能不全等重要器官功能障碍，全身情况差，已出现恶病质，如重度黄疸或大量腹水不能耐受治疗。

【术前准备】

1. **患者准备**　常规超声检查及血清 AFP 检查，必要时结合 CT 或 MRI 等影像学检查，明确肝癌病灶数目、大小、部位，以及门静脉癌栓的部位、范围；检查血常规、肝肾功能、凝血功能等并确定 PEIT 的适应证及禁忌证；必要时做经皮门静脉癌栓超声造影或门静脉栓子穿刺活检，以确定病灶及栓子性质；术前应签署治疗同意书及授权同意书。

2. **器械及药品准备**　彩色多普勒超声诊断仪，普通凸阵探头或穿刺探头，相关治疗物品包括穿刺包、一次性穿刺针（一般用 22 G PTC-B 穿刺针）、无菌手套、探头无菌隔离套、聚桂醇注射液、无水乙醇、麻醉药品（一般为利多卡因）等，并准备急救药品、物品等。

【注意事项】

（1）肝门静脉系统伴行胆管和丰富的神经等组织，行门静脉穿刺或门静脉癌栓内注射无水乙醇将刺激门静脉管壁及伴行的神经，可引起不同程度的疼痛甚至剧痛，导致一些体质衰弱者无法坚持治疗，故对门静脉癌栓穿刺技术要求较高，力求准确无误地一次穿入癌栓，避免多次重复穿刺门静脉，造成疼痛加剧，甚至出血。

（2）门静脉癌栓生长的一个显著特点为沿门静脉内壁离心式向门静脉主干方向发展，因此，应先治疗癌栓头端（即靠近门静脉主干端），以阻止癌栓向主干方向发展。

（3）超声引导穿刺时，更适宜选择普通探头，采用徒手穿刺法，由于普通探头操作简便灵活，探头具有可上下滑动、左右摆动倾斜和及时调整方向等优点，有利于多点多部位进行注射，有利于显示进针全过程及针尖到达的部位。

（4）在注射聚桂醇与无水乙醇时应缓慢逐渐推注，每次注射量均不宜超过 5.0 mL。

【并发症】

超声引导下 PEIT 介入治疗肝癌合并门静脉癌栓最突出的并发症是疼痛，采用与聚桂醇联合注射治疗后，患者疼痛感明显减轻，个别患者疼痛明显可注射镇痛药。部分患者肝功能可受到影响，疗程结束后 1 个月内多可恢复。

【疗效评价】

治疗后严密观察 1 ～ 2 周，观察肝功能与 AFP 情况，随访 1 ～ 3 年或更长。短期疗效的判断方法有以下几种。

（1）血清学随访：AFP 是肝癌伴门静脉癌栓的敏感性指标，观察患者血清 AFP 的变化可提示疗效和转归。大多数 AFP 阳性患者治疗后转阴或测定值降低。

（2）超声随访：二维超声以癌栓缩小、消失或停止发展及癌栓内血流信号消失表示近期治疗有效；超声造影门静脉栓子无增强为近期治疗有效，远期癌栓可机化、门静脉再通。

（3）CT 和 MRI：癌栓坏死 CT 图像为低密度影，增强 CT 无增强表现，如有强化则提示癌组织存活。MRI 的价值同 CT。

（4）活检：不建议作为疗效评价常规方法，因为某一点的穿刺活检结果并不能代表整个癌栓的情况，且此检查不如其他检查简便易行。

远期疗效：常用的有 1 年、2 年、3 年、5 年生存率。

注：此文不包括超声引导下治疗的具体操作技术、术中超声监测、高能聚焦超声治疗、超声内镜下穿刺介入、超声引导胎儿穿刺等，如需相关内容，请参考 2016 年陈敏华、梁萍、王金锐主编的《中华介入超声学》，2012 年何文主编的《实用介入性超声学》，2018 年李凯主编的《介入性超声的临床应用》及 2017 年中国医师协会超声医师分会编著的《中国介入超声临床应用指南》等。

六、下肢静脉曲张消融治疗

【目的】

（1）治疗静脉曲张及预防可能的并发症。

（2）减轻或消除静脉曲张的临床症状。

（3）改善病理性血流动力学特点。

（4）达到满足美容和功能要求的效果。

【适应证】

1. 硬化注射术

（1）$C_1 \sim C_6$ 级静脉曲张。

（2）直径 < 4 mm 的下肢浅静脉曲张。

（3）直径 > 6 mm 的浅静脉曲张消融治疗后残余病变。

（4）毛细血管扩张。

（5）网状静脉曲张。

2. 腔内消融术

（1）临床分级在 $C_4 \sim C_6$，超声或者血管造影检查证明浅静脉反流，反流时间 > 2.0 ~ 3.0 秒。

（2）中重度慢性下肢静脉瓣功能不全的临床表现：大范围的静脉曲张；伴有疼痛、肢体酸胀感和小腿疲劳感；浅静脉血栓性静脉炎；湿疹性皮炎，色素沉着，脂质性硬皮改变；静脉破裂出血；静脉性溃疡形成。

（3）静脉充盈时间 < 12 秒、静息压和运动后的静脉压差 < 40%。

（4）浅静脉曲张、无症状或有轻度症状，临床分级在 $C_2 \sim C_3$，但有治疗需求。

【禁忌证】

（1）浅静脉血栓形成。

（2）深静脉回流不畅。

（3）治疗区域感染或合并全身感染。

（4）持续制动或限制卧床。

（5）周围动脉闭塞性疾病晚期。

（6）甲状腺功能亢进。

（7）妊娠期。

（8）硬化剂过敏。

（9）合并症状的卵圆孔未闭。

（10）患者消瘦，静脉紧贴皮肤，行激光治疗易灼伤皮肤。

（11）静脉直径大约 1 cm，激光或射频治疗后再通的可能性稍大。

【术前准备】

1. 双功能多普勒检查　双功能多普勒检查（duplex Doppler scanning,

以下称 Duplex）安全、无创、便捷、高效，是怀疑静脉曲张患者首选辅助检查工具，其诊断精度显著优于连续波多普勒（continuous-wave Doppler，CWD）超声。B 型超声可以精确定位，彩色多普勒超声还能够评价梗阻、湍流及动静脉血流的方向。Duplex 可以极好地评估下肢静脉梗阻及瓣膜功能不全，同时也能很好地鉴别急性静脉内血栓形成和慢性静脉病的改变。

2. **超声检查** 静脉检查要求设备有很好的灰阶图像质量，能够显示从皮肤至 6 cm 深度的图像。5 ~ 7 MHz 探头可用于诊断大部分的深静脉病变，8 ~ 18 MHz 探头用于诊断浅静脉病变，如需检查髂静脉则选择 2 ~ 5 MHz 探头。进行 Duplex 扫描时，患者取足跟着地直立位，腿部外旋，检查站立时的非支撑脚，一侧下肢检查完毕后切换支撑重心脚后检查对侧下肢，使用卧位检查会增高假阳性率和假阴性率。检查范围自腹股沟韧带依次向下，每次扫描范围为 3 ~ 5 cm 间隔，采用横切加压检查，逐段加压。完成横切检查后转用纵切检查并配合彩色多普勒超声及脉冲多普勒超声。检查范围应包括整个下肢的静脉系统：深静脉、浅静脉及穿支静脉等。检查五项主要内容：解剖信息、静脉图像、静脉的可压缩性、静脉的血流及静脉扩张情况。通过血液反流情况判断静脉功能的检查方法主要为两种：①用 Valsalva 动作增加腹内压评估股总静脉和隐股静脉交界处瓣膜；②用手压或袖套压迫 / 松开的方式评估远端静脉功能。诊断股总静脉和隐股静脉交界处反流临界值为 500 ms，远端股腘静脉临界值可放宽至 1 秒，穿支静脉临界值为 500 ms 且血管直径 > 3.5 mm。

【注意事项】

（1）慢性静脉病患者 Duplex 检查可探及浅静脉反流率达到 90%，深静脉反流率达到 70% ~ 80%，而合并静脉性下肢溃疡样改变的患者多合并深静脉、浅静脉及穿支静脉的多重病变，74% ~ 93% 溃疡样改变患者合并浅静脉功能不全，但超声发现浅静脉异常反流仅为 17% ~ 54%。

（2）Duplex 在复发性病变中同样有极好的诊断价值，可以提供静脉曲张治疗术后复发的解剖信息及功能信息。目前对于复发性静脉曲张主要使用 Duplex 进行评估，但需要特别注意的是 Duplex 探查到的再复发多数没有临床症状，Duplex 的 5 年再复发率为 64%，而临床再复发率为 4%。

（3）腔内消融治疗术后一年闭合率达到 77% ~ 99%，与传统外科治疗无统计学差异。无论是外科治疗还是消融治疗，术后均有复发可能，隐股交界处新血管形成为导致复发最主要的原因，二者较外科术后复发率更高，相比腔内治疗 1 年复发率为（20% vs 4%），2 年复发率为（7.4% vs 0）。

【不良反应和并发症预防】

1. **血栓形成**　血栓形成是术后常见并发症，但深静脉血栓形成则是消融术后最为严重的并发症，发生率为 0.2% ~ 1.3%，肺栓塞发生率 0 ~ 3%。对于血栓形成高风险患者，如肥胖、肿瘤、妊娠期及既往血栓史患者，术后更要密切观察。

2. **色素沉着**　色素沉着是较为常见的并发症，其发生与靶血管条件及硬化剂反应有密切关系，暂时性色素沉着一般于 6 ~ 24 个月消退，严重影响美观的可行激光照射治疗。

3. **皮肤溃疡**　溃疡的发生主要由硬化剂注射技术不良或配制浓度过高导致，较轻的溃疡可以局部按摩缓解，严重的溃疡可以用 5% 的过氧化苯甲酰或植皮治疗。

【临床意义】

使用激光、射频消融术、液体硬化剂或泡沫硬化剂注射术等介入微创技术治疗下肢静脉曲张效果满意，而超声在该病的诊断、介入治疗及术后随访中有重要价值。

第三节　超声介入治疗在其他血管疾病中的应用

一、医源性股动脉假性动脉瘤

随着经皮股动脉穿刺的操作增多，穿刺入路的医源性股动脉假性动脉瘤（iatrogenic femoral artery pseudoaneurysm，IFAP）的发生也随之增加。IFAP 是经股动脉穿刺操作后动脉壁部分损伤不愈合，股动脉内血液通过其产生的局部破裂口往返于血管内外，导致受损动脉血管外的血液被周围纤维组织包裹而形成的搏动性、囊性血肿，无动脉血管壁的内膜中膜外膜结构，并非动脉真性扩张。

目前其治疗方式主要包括手术切除瘤腔修复术、单纯局部压迫、超声引导下压迫（ultrasound-guided compression，UGC）、超声引导下注射凝血酶（ultrasound-guided thrombin injection，UGTI）、弹簧圈封堵、覆膜支架植入等。

其中外科手术创伤大；局部压迫耗时长、复发率高、制动时间长易并发静脉血栓、患者疼痛难忍不能坚持；覆膜支架置入术费用昂贵、对术者要求高。UGTI 已逐渐成为首选治疗方法，超声能够确认瘤腔是否有血流通过，股动脉是否通畅，同时具有微创、并发症少、局部麻醉、住院时间短、医疗费用低等优点。尤其是冠状动脉介入检查或介入治疗术后患者在无法停用抗凝药物和（或）抗血小板药物的情况下，UGTI 治疗 IFAP 的成功率高，这是 UGTI 治疗的最大优势。

做到以下几点可提高成功率：①精准完成操作前评估；②从最远端瘤腔开始，依次进行注射封堵；③穿刺时尽量使穿刺针尾部与传感器保持平行；④靠近瘤腔底部注射；⑤从小剂量开始注射；⑥注射完成后仍有少量残余血流时，可按压数分钟帮助瘤腔封闭。

并发症主要有股动脉血栓形成、假性动脉瘤腔内感染、过敏反应等。

二、血液透析通路狭窄及血栓

移植血管动静脉内瘘（arteriovenous graft，AVG）是血液透析血管通路的主要形式之一，它是指用一人工材料制成的血管桥接于自体动脉和静脉之间形成的动静脉内瘘。血栓形成是 AVG 常见的并发症之一，而血管狭窄是 AVG 血栓形成最常见的基础原因。

手术切开血管后利用 Fogarty 导管取栓是治疗 AVG 血栓的经典方法，经皮腔内血管成形术是利用扩张球囊将狭窄的血管从腔内扩开，可以有效地解决血管狭窄问题。

长久以来，血管腔内介入治疗基本都在 DSA 下进行，超声引导下介入治疗是外周血管介入治疗的较新领域，有以下优点：①对设备和场所要求较低，通常具备血管多普勒超声仪即可，在一般手术室或操作间即可开展，甚至可在床边进行治疗；②可同时显示血流及血管内外的结构及更多细节；③操作时可实时显示导丝、球囊导管的行进情况，直接观察它们与血管之间的关系，减少血管穿孔、夹层等并发症；④操作过程中可随时使用彩色多普勒超声观察血流情况，并能进行血流动力学评估；⑤可灵活改变扫查切面，方便多角度观察；⑥可在超声引导下进行血管穿刺，增加成功率，减少穿刺并发症；⑦一般无须造影剂，避免了造影剂损害；⑧基本无辐射伤害。

在 AVG 血栓形成治疗中，介入超声具备以下独特优势：①血栓形成时血管腔内无血流，此时 DSA 难以通过造影显示血管腔内情况，而超声依然可清晰显示血管内血栓及血管内外的情况；②传统的 Fogarty 导管取栓为"盲操作"，术者无法得知 Fogarty 导管在血管腔内的情况，有时导管行进困难却无法知晓原因，超声可以显示操作进程，可引导导管顺利通过狭窄、成角的吻合口等困难部位；③超声可清楚地显示血栓的位置，精确确定取栓治疗的范围，减少导管盲目接触正常血管的机会，使得在取净血栓的同时减少对无血栓血管的内膜损伤；④利用超声可观察 Fogarty 导管球囊的形变情况以发现狭窄，使得这些狭窄可以在血流开放前即被处理，减少了血流开放后血栓再形成的机会。

三、超声引导建立和维护中心血管通路

中心血管通路指为临床诊断和治疗需要，建立的导管头端位于中心静脉的通路装置，包括中心静脉导管（central venous catheter，CVC）、经外周置入中心静脉导管（peripherally inserted central catheters，PICC）、输液港（implantable venous access port，PORT）及血液透析导管（hemodialysis catheter，HC）等。中心静脉血管通路装置可减少患者反复静脉穿刺的痛苦，满足其输注高渗液体、肠外营养液和化学治疗（简称化疗）药物等需求，避免外周静脉输注高渗液体或化疗药物引起外渗所致血管及皮下组织损伤，适用于重症抢救、肿瘤化疗、肠外营养及长期输液和血液透析患者。

PICC 置管部位主要为贵要静脉、右侧肱静脉、腋静脉等，推荐首选右侧贵要静脉，其次为肱静脉。

CVC 及血液透析置管部位主要包括锁骨下静脉、颈内静脉，推荐首选右侧锁骨下静脉。

PORT 置管部位主要包括锁骨下静脉、颈内静脉、贵要静脉等，推荐首选右侧锁骨下静脉，颈内静脉备选。

适当选择穿刺部位和血管，确保正确的导管头端位置是决定中心静脉通路装置置入成功及安全使用的关键因素。通过彩色多普勒超声评估穿刺部位及血管口，包括血管直径、血管深度、血流速度及合理避开静脉瓣等，筛选合适的穿刺部位及出口部位是减少导管相关并发症的有效手段。

血栓是中心血管通路置管术后的主要并发症，静脉造影术是诊断静脉血栓形成的金标准，但属侵入性操作，费用高，有发生对比剂肾病的风险，且无法避免 X 线辐射。超声检查具有无创、安全、快捷、费用低等特点，且诊断静脉血栓的敏感度和特异度较高，定期监测穿刺部位血管，可及时发现血管中血液运行情况及是否有血栓形成，以便及时处理。对中心血管通路置管患者进行超声检查，自置管部位沿静脉走行向近心端扫描，观察有无回声、位置及走行变化。

第十一章

介入性超声在腹部创伤治疗中的应用

腹部实质脏器（主要包括肝、脾和肾）创伤的治疗包括传统手术、微创治疗和单纯保守治疗。随着微创外科学的快速发展，微创治疗腹部实质脏器损伤逐渐深入人心，主要包括选择性动脉栓塞、腹腔镜及超声引导的微波、射频及高强度聚焦超声治疗等，但上述治疗方法多需要庞大的设备、复杂的技术。超声造影引导下经皮注射止血药物治疗腹部实质脏器损伤是近年来发展起来的新技术，具有方法简单易行、设备要求简单、止血效果可靠等优势，可方便地用于急诊床旁、创伤现场和野战环境。

第一节　超声造影引导经皮注射治疗肝创伤

【适应证】

（1）Ⅲ级或Ⅳ级肝创伤 [美国创伤外科学会损伤量表（injury scale of the American Association for the Surgery of Trauma，AAST）]。

（2）Ⅱ级以下肝创伤伴有活动性出血。

（3）Ⅲ级以下肝创伤暂时未伴活动性出血，为预防单纯保守治疗并发症。

（4）单纯保守治疗期间或介入性治疗后发现再出血。

（5）肝穿刺所致医源性破裂出血。

（6）肝创伤后并发动静脉瘘或假性动脉瘤。

【禁忌证】

（1）Ⅴ级和Ⅵ级肝创伤。

（2）肝肿瘤破裂出血。

（3）凝血功能异常：凝血酶原时间＞ 30 秒，凝血酶原活动度＜ 40%，血小板计数＜ 50×10^9/L。

（4）血红蛋白浓度＜ 70 g/L，作为相对禁忌证。

（5）无安全进针路径。

【术前准备】

1. 仪器及物品

（1）超声设备：具备超声造影条件的彩色多普勒超声仪，徒手或使用穿刺引导架。

（2）经皮穿刺器具：最常用 21 G 多孔 PTC 穿刺注射针，或乙醇注射治疗针。

（3）消毒用物品：超声介入穿刺包（内含弯盘 1 个、止血钳 2 把、组织钳 1 把、消毒杯 1 个、无菌巾 3 块、消毒棉球 3 个、纱布 4 块、无菌试管 2 个），5 ~ 20 mL 注射器，碘伏消毒液。

（4）药品：局麻药为 2% 盐酸利多卡因注射液，局部止血剂和止血胶。

（5）急救仪器及药物：如生理监护仪，电除颤仪，以及常规急救药物。

2. 患者准备

（1）术前可行增强 CT 检查，超声引导穿刺前可结合其他影像学检查进行分析。

（2）术前检查血常规、凝血四项等指标。

（3）术前与患者及其家属谈话，重点说明治疗目的、简要过程、手术风险和可能的并发症、费用等，并指导其签署知情同意书。

【术后观察及随访】

治疗后超声伤情监测和随访措施包括①治疗后前 3 天每天进行常规超声检查；②治疗后第 1 天、3 天、14 天、1 个月、3 个月分别进行超声造影检查随访；③依据病情需要随时进行常规超声或超声造影检查。

术后超声监测的主要内容包括①治疗后创伤灶是否再出血；②创伤灶愈合情况；③腹腔积液量增减情况。

【疗效评价】

治疗后即刻疗效评价，若活动性出血停止、腹腔游离液体无增加、生命体征平稳，则为治疗有效，否则需采用超声造影确定是否存在活动性出血，以便采取进一步治疗措施。

【注意事项】

（1）在患者平静呼吸状态下选择穿刺路径，超声造影引导避开较大血管和重要结构，使穿刺针准确到达靶部位。

（2）除了监测动脉血压外，还应重视心率和呼吸的变化，并注意排除其他因素的干扰。

（3）若在治疗后检测与随访期间发现止血不彻底或再出血，可进行第二次超声造影引导下的经皮注射治疗。

【不良反应和并发症预防】

1. **周围器官结构损伤导致出血** 超声引导下清晰显示靶目标，且所使用穿刺针较细，此种情况少见。

2. **气胸** 右季肋区穿刺，若反复穿刺或穿刺针划破胸膜，可出现此情况。多数情况下气体量少，可自行吸收，必要时可行超声引导下胸腔穿刺闭式引流。

3. **局部疼痛** 超声造影引导经皮注射治疗的主要副作用是经皮治疗时注射部位疼痛，系止血胶刺激肝包膜所致，多数患者可以忍受，必要时使用布桂嗪镇痛。

第二节　超声造影引导经皮注射治疗脾创伤

【适应证】

（1）Ⅲ级和Ⅳ级脾创伤（AAST 分级），即脾实质裂伤深度 > 3 cm 或累及脾实质范围达 2/3。

（2）Ⅱ级以下脾创伤伴有活动性出血。

（3）Ⅲ级以下脾创伤暂时未伴活动性出血，为预防单纯保守治疗并发症。

（4）单纯保守治疗期间或介入性治疗后发现再出血。

（5）创伤后并发动静脉瘘或假性动脉瘤。

【禁忌证】

（1）脾创伤伴有脾门部血管损伤，即脾创伤为 V 级。

（2）原有脾病变者，尤其是伴有脾疛。

（3）凝血功能异常：凝血酶原时间＞30秒，凝血酶原活动度＜40%，血小板计数＜$50 \times 10^9/L$。

（4）血红蛋白浓度＜70 g/L，作为相对禁忌证。

（5）无安全进针路径。

【术前准备】

同本章第一节。

【术后观察及随访】

同本章第一节。

【疗效评价】

同本章第一节。

【注意事项】

（1）选择穿刺路径时，在患者平静呼吸状态下清晰显示靶目标，超声造影引导避开较大血管和重要结构，使穿刺针准确到达靶部位。

（2）除了监测动脉血压外，还应重视心率和呼吸的变化，并注意排除其他因素的干扰。

（3）超声造影引导脾创伤经皮注射治疗后可能存在少量、缓慢渗血，表现为第一个24小时内腹腔游离液体无减少或稍增加，而超声造影未发现创伤灶活动性出血，此时可建议适量使用静脉或肌肉内使用止血剂。

（4）若在治疗后检测与随访期间发现止血不彻底或再出血，可进行第二次超声造影引导下的经皮注射治疗。

【不良反应和并发症防治】

1. 周围器官结构损伤　所使用穿刺针为21 G 的 PTC 针，外径较细，损伤小，加之超声造影引导，穿刺路径显示较清晰，此种情况少见。

2. 气胸　左季肋区穿刺，若反复穿刺或穿刺针划破胸膜可出现气胸。多数情况下气体量少，可自行吸收；必要时可行超声引导下胸腔穿刺闭式引流。

3. 局部疼痛　注射治疗后即刻出现注射部位疼痛，为止血胶刺激被膜所致，疼痛持续时间20～60分钟不等，多数能耐受，不需要特殊处理，少数可使用止痛药缓解。

第三节　超声造影引导经皮注射治疗肾创伤

【适应证】

（1）Ⅲ级和Ⅳ级肾创伤（AAST 分级）累及集合系统、肾被膜的肾实质裂伤。

（2）Ⅰ级、Ⅱ级肾创伤伴活动性出血。

（3）在保守治疗期间发现创伤灶处活动性出血或腹膜后积液量增加。

（4）肾穿刺所致医源性破裂出血。

【禁忌证】

（1）创伤程度为Ⅲ类伤情（相当于 AAST 分级Ⅴ级）的肾创伤。

（2）存在凝血功能障碍的基础病，如血友病、血小板减少症等。

（3）合并腹膜后或腹腔其他部位损伤，需要即刻进行手术。

（4）失血导致血红蛋白浓度 < 70 g/L，为相对禁忌证，需在输血同时进行超声引导介入治疗。

【术前准备】

1. 仪器及物品

（1）超声设备：具备超声造影条件的彩色多普勒超声仪，徒手或使用穿刺引导架。

（2）经皮穿刺器具：最常用 21 G 多孔 PTC 穿刺注射针，或乙醇注射治疗针。

（3）消毒用物品：超声介入穿刺包（内含弯盘 1 个、止血钳 2 把、组织钳 1 把、消毒杯 1 个、无菌巾 3 块、消毒棉球 3 个、纱布 4 块、无菌试管 2 个），5 ~ 20 mL 注射器，碘伏消毒液。

（4）药品：局麻药为 2% 盐酸利多卡因注射液，局部止血剂。

（5）急救仪器及药物：如生理监护仪、电除颤仪，以及常规急救药物。

2. 患者准备

（1）术前可行增强 CT 检查，超声引导穿刺前可结合其他影像学进行分析。

（2）术前检查血常规、凝血四项等指标。

（3）术前与患者及其家属谈话，重点说明治疗目的、简要过程、手术风险和可能的并发症、费用等，并指导其签署知情同意书。

【术后观察及随访】

治疗后超声伤情监测和随访措施包括①治疗后前 3 天每天进行常规超声检查；②治疗后第 1 天、3 天、14 天、1 个月、3 个月分别进行超声造影检查随访；③依据病情需要随时进行常规超声或超声造影检查。

术后超声监测的主要内容包括①治疗后创伤灶是否再出血；②创伤灶愈合情况；③肾周腹膜后积液量增减情况；④肉眼血尿的变化及镜检红细胞数量。

【疗效评价】

治疗后即刻疗效评价，若活动性出血停止、腹膜后和腹腔游离液体无增加、生命体征平稳，则为治疗有效。

【注意事项】

（1）选择穿刺路径时，采用平静呼吸状态下清楚显示靶目标，超声造影引导避开肾门大血管、肝、脾和肠管等重要结构。

（2）若在治疗后监测与随访期间发现止血不彻底或再出血，可进行第二次超声造影引导的经皮注射治疗。

（3）治疗在床边实施，过程中注意病情变化，及时、准确、有效地完成操作过程。

（4）除了监测动脉血压外，还应重视心率、呼吸的变化，并注意排除其他因素的干扰。

【不良反应和并发症预防】

1. **损伤周围器官结构**　左肾创伤治疗时避免伤及脾，右肾创伤治疗时避免伤及肝，同时要避开肾门部血管和肾盂。超声造影引导下穿刺路径显示较清晰，此种情况少见。

2. **气胸**　左、右季肋区穿刺，若反复穿刺或穿刺针划破胸膜可出现气胸。多数情况下气体量少，可自行吸收；必要时可行超声引导下胸腔穿刺闭式引流。

第十一章

放射性粒子植入的介入性超声

　　放射性粒子植入即组织间近距离放射治疗，是将封闭型放射源在影像学技术的介导下植入到肿瘤组织或其附近受癌细胞浸润的组织（包括淋巴扩散的组织）内治疗肿瘤的一种方法，是肿瘤外科学、肿瘤放射治疗学及影像学相结合的边缘科学。治疗时需要通过影像学检查精确定位，将低剂量的微型放射源植入肿瘤组织内或受肿瘤侵犯的组织中，由于能够直接植入肿瘤内，很好地避免了由于器官运动带来的辐射范围的改变。同时，组织间植入粒子是连续低剂量照射，辐射范围小，对正常组织的损伤小。放射性粒子植入治疗真正实现了肿瘤靶区剂量更高、周围正常组织损伤更小的放射治疗理念。20 世纪 80 年代，粒子植入术引入我国后，在颅内、头颈部、肺部、腹部及盆腔多部位肿瘤中进行了探索性拓展，并取得了令人鼓舞的肿瘤局部控制率，显示出了非常好的应用前景。随着认识的不断深入，临床工作者对这项治疗手段在术前计划、手术规范、适行模板、穿刺技术、布源、术后放射剂量监测、疗效监测等方面提出了更高的要求。

【目的】

　　（1）用于早期前列腺癌的治疗。

　　（2）用于其他早期恶性肿瘤治疗的临床研究。

　　（3）对于已发展到晚期、失去手术机会、体质较弱、无法切除肿瘤或不愿接受手术治疗的肿瘤患者，通过本方法来暂缓症状，延长生存期。

【适应证】

　　目前国内粒子植入治疗较为适用的癌症包括前列腺癌、脑肿瘤、肺癌、头颈部肿瘤、胰腺癌、肝癌、肾及肾上腺肿瘤，眶内肿瘤（恶性黑色素瘤、视网膜母细胞瘤等）及软组织肿瘤。

　　放射性粒子植入治疗适用于以下情况。

　　（1）未经治疗的原发肿瘤。

　　（2）需要保留的重要功能性组织或手术将累及重要脏器的肿瘤。

　　（3）肿瘤患者拒绝进行根治手术。

　　（4）局部肿瘤，直径 6 cm 以下的实体病灶。

　　（5）局部进展期肿瘤难以用局部治疗方法控制，或有远位转移但局部有严重症状者，为达到姑息治疗目的，也可行粒子植入治疗。

（6）局部进展期肿瘤需粒子植入与外照射综合治疗。

（7）转移性肿瘤或术后孤立转移灶失去手术价值。

【禁忌证】

（1）肿瘤质脆，易致大出血。

（2）肿瘤靠近大血管并有感染和溃疡。

（3）恶病质，一般情况差，不能耐受治疗。

【器具】

（1）超声诊断仪或开放式 CT 或 MRI。

（2）粒子植入针。

（3）固定穿刺架（选用）。

（4）放射性粒子。

（5）粒子仓，消毒盒，屏蔽装置，粒子装载平台、反向镊子及尺子，铅衣及铅眼镜，粒子探测器。

（6）内照射治疗计划系统（treatment planning system，TPS）。

【术前准备】

（1）术前向患者说明治疗的目的和治疗效果，告知注意事项，以获得患者的积极配合。

（2）全身检查，治疗前要进行全面检查。

（3）提高机体的免疫能力，提高治疗效果。

【注意事项】

（1）使用放射性粒子前，应抽查总数的 10% 进行活度测量，允许测量结果偏差在 ±5% 以内。

（2）放射性粒子植入之后，如果需配合外照射，应在第一个半衰期内给予外照射的相应生物学剂量。

（3）粒子植入后可能游走到其他器官并引起并发症。

（4）放射性粒子源辐射安全与防护参照国家有关规定。

【不良反应和并发症防治】

粒子植入治疗较少发生并发症，极少发生严重的并发症。常见的一些可能发生的情况如气胸、出血，主要与穿刺相关。术者具有立体影像基础和扎实的影像诊断技术，术中进针注意路径的选择，避开重要管道、脏器，可以避免绝大部分并发症。食管放射性粒子支架植入术后有发生大出血的可能。

【临床疗效】

术后对病例进行定期随访，内容包括生活质量变化，近期疗效和并发症情况。近期疗效评定：在粒子植入治疗后每个月进行 CT 评价。实体瘤疗效评价标准（response evaluation criteria in solid tumors, RECIST）如下。

CR（完全缓解）：全部病灶消失，无新病灶出现，肿瘤标志物降至正常，并至少维持 4 周。

PR（部分缓解）：肿瘤最长径之和缩小＞ 30% 以上，并至少维持 4 周。

SD（稳定）：肿瘤最长径之和缩小未达 PR，或增大未达 PD。

PD（进展）：最大径增大＞ 20%，或出现新病灶。

正常组织急性反应（自放射治疗开始后 90 天内出现的放射反应）按放疗反应分级（radiotherapy oncology group, RTOG）标准评价。

附录一

泡沫硬化剂 – 聚桂醇注射液

聚桂醇注射液（lauromacrogol injection）又名1%乙氧硬化醇，化学名称：聚氧乙烯月桂醇醚，是临床常用硬化剂。因其属于醚类化合物，故相比传统硬化剂还具有止血、局部麻醉和消炎镇痛作用。聚桂醇作为硬化剂治疗已成为现今微创治疗的重要组成部分。

硬化治疗是指将硬化剂定向注射于皮内、皮下和（或）筋膜内（穿通静脉）的曲张静脉内，使曲张静脉内皮损伤，产生无菌性炎性反应，随着炎性反应的修复，达到接受治疗静脉闭合，血管不能再通的目的，最终使其转化为纤维条索状组织的技术，这一过程称之为硬化治疗技术。

目前临床使用的聚桂醇硬化剂浓度为1%，规格为100 mg / 10 mL，有液体或泡沫硬化剂两种使用方式，后者是指将液体的聚桂醇与一定比例的气体（一般指空气，有条件的中心也可使用二氧化碳）进行充分混匀后形成的气液平衡制剂。其具有以下特点和优势：泡沫表面张力可产生"驱赶血流"效应，具有抗稀释作用并能够保持药物浓度在血管内的相对恒定，从而提高疗效；最大限度地增加与血管内皮的接触面积和时间；有效地减少硬化剂的用量，减轻不良反应；为静脉血管留下足够的收缩空间，硬化闭塞后更为美观。同样泡沫硬化剂在囊肿硬化治疗方面也得到很好的应用。

【泡沫硬化剂制备方法】

建议采用 Tessari 法制作聚桂醇泡沫硬化剂。使用两个一次性

5 mL 塑料注射器，一个注射器内盛有 1 mL 液体硬化剂溶液，另一个注射器内盛有 3 ～ 4 mL 空气，两个注射器的端口通过三通阀连接，快速来回推送两个注射器的内容物 10 ～ 20 次，通过由此形成湍流产生泡沫。建议在完成 10 次推注后可以将通道口适度关小，以增加气液混合的匀度。一般采用空气作为制作泡沫硬化剂的气体成分，如临床有条件的中心也推荐使用二氧化碳，可以减少气栓的发生率。硬化剂与气体混合的推荐比例为 1 ： 3 或 1 ： 4。具体疾病应用剂量以此类推。

【药理毒理】

聚桂醇注射液可用于食管 – 胃底静脉曲张、下肢静脉曲张、囊肿性疾病、血管瘤及内痔等。它的主要作用机理为：聚桂醇在曲张静脉旁注射后能使曲张静脉周围纤维化，压迫曲张静脉，达到止血目的；静脉内注射聚桂醇后，可损伤血管内皮，促进血栓形成、阻塞血管，从而起到止血作用。

【适应证】

（1）适用于隐静脉（大隐静脉和小隐静脉）、穿通静脉功能不全，网状型静脉曲张，毛细血管扩张。

（2）其他外科治疗或微创治疗后残余的静脉曲张。

（3）复发、新生静脉曲张。

（4）囊肿性疾病是一种良性疾病。近年来，超声引导下囊肿穿刺抽液及聚桂醇硬化治疗技术已经成为囊肿性疾病的一种安全、有效的治疗方法。具有全程可视、安全精准、并发症轻微等特点，且对于复发的囊肿仍然可以再次进行治疗。在临床上肝囊肿、肾囊肿、胰腺囊肿、卵巢囊肿、腘窝囊肿及甲状腺囊性肿物等疾病的聚桂醇硬化治疗已得到推广应用（聚桂醇注射液对囊性病变的硬化机制请见第一章第二节）。

【禁忌证】

（1）绝对禁忌证：已知对硬化剂过敏；患肢急性下肢深静脉血栓形成；长期制动和卧床；已知右向左分流的先天性心血管发育畸形；拟治疗部位感染 或严重全身感染。

（2）相对禁忌证（建议术者对患者进行获益 – 风险评估后进行操

作）；妊娠期妇女；哺乳期妇女；患肢合并严重外周动脉闭塞性疾病；严重过敏体质；高血栓栓塞风险；全身情况较差无法耐受手术；表浅静脉血栓形成急性期；既往行泡沫硬化剂治疗后出现包括偏头痛在内的神经功能不全者。

【泡沫硬化治疗不良反应或并发症的防治】

临床需要观察的主要不良反应如下。

（1）过敏反应：通常发生于注射后的 30 分钟内，一般表现为皮疹、瘙痒，严重者可发生过敏性休克。处理的关键是及早发现，对于已经发生可疑过敏的患者应积极给与抗过敏药物或糖皮质激素治疗，严重者需要积极抢救。

（2）急性下肢深静脉血栓形成和肺栓塞：过量使用泡沫硬化剂（单次超过 40 mL 泡沫）、长期口服避孕药均是深静脉血栓形成的危险因素。另外，高凝倾向、既往深静脉血栓史及肺栓塞史也是术后出现深静脉血栓的高危因素，建议对于这些患者应高度重视。主要处理措施包括术中小剂量、多次注射高浓度硬化剂；术中即刻反复足部背屈；术后增加下地活动，给予预防性抗凝药物等。

（3）神经系统并发症：包括短暂性视觉障碍、短暂性脑缺血发作或脑卒中等。短暂性视觉障碍通常表现为幻视、视物模糊乃至一过性黑蒙，但多数患者持续时间不超过 2 小时，休息后可自愈；对于出现短暂性脑缺血发作或脑卒中患者，一方面应积极检查心脏超声，必要时行发泡实验排除隐匿性右向左分流，另一方面在神经内科等相关科室协助下进行相应治疗，必要时行脑血管造影进行介入治疗等。

（4）血栓性浅静脉炎：这是硬化治疗的最常见不良反应。通常表现为表浅静脉周围的皮肤发红、疼痛、伴有条索状物，常发生于治疗后 1 ~ 2 周。局部进一步加压可改善症状，非甾体抗炎药可改善疼痛和促进炎性反应吸收，因此，静脉炎为无菌性炎性反应，不建议常规使用抗生素治疗。如患者症状较重，表现为条索明显，可在超声引导下使用粗针（18 G）穿刺受累静脉，将血栓挤出，并协助去除局部硬结，缓解症状。预防性进行抗凝治疗、控制硬化剂剂量和浓度的规范化、治疗后注意侧壁加压包扎、常规使用医用弹力袜均有助于预防血栓性静脉炎，减少其发生。

（5）色素沉着：主要原因是炎性反应介导的黑色素增加、红细胞溢出血管并继发含铁血黄素沉积导致局部皮肤颜色改变。对于皮肤较白皙患者，建议术后避免阳光直晒。针刺法清除微血栓可减少色素沉着发生。多数色素沉着可在治疗后 6 ～ 12 个月自行消失。

（6）皮肤坏死：主要与硬化剂类型及浓度、硬化剂溢出血管外、动脉内注射及硬化剂经动静脉瘘扩散等因素有关，常规使用超声进行硬化治疗中的监测，可有效减少上述情况发生。

（7）胸闷或咳嗽，可能是泡沫弥散至肺部刺激小血管引起，建议平卧 30 分钟，同时加强足背屈活动。

【压迫疗法】

硬化治疗结束后，在注射部位局部压迫 5 ～ 10 分钟后，使用无菌纱布对注射的血管进行侧壁加压，然后用弹力绷带自远端向近端包扎下肢或穿戴相应型号的医用静脉曲张袜。弹力绷带持续包扎或持续穿戴医用静脉曲张袜 3 ～ 7 天后，改使用医用静脉曲张袜白天穿（不少于 12 小时）、晚上脱的原则，建议进行至少 4 周加压治疗，以避免或减少残留血栓、硬结、血栓性静脉炎和皮肤色素沉着的发生。治疗后 2 周内避免重体力劳动，避免长途旅行。

【泡沫硬化治疗后随访】

（1）应在术后 2 周内进行首次随访，了解局部治疗反应等，早期进行针刺法或加压强化可以减少并发症的发生。

（2）二次随访，术后 4 ～ 8 周，对于纤维化未能完全闭塞的曲张属支，酌情补充硬化治疗。

（3）术后 3 ～ 6 个月随访评价下肢症状的改善程度，超声评价隐静脉干、交通支反流改善程度，了解静脉干、穿支二维声学的解剖结构是否已经消失，依据 CEAP 评级指标，做出临床治疗效果的评价。

（注：有关聚桂醇注射液在临床的实践，还须按其药物说明书使用。）

附录二

缩略词表

缩写	全称
AAA	abdominal aortic aneurysm
AAST	injury scale of the american association for the surgery of trauma
AFP	alpha fetoprotein
AMH	anti-mullerian hormone
APTT	activated partial thromboplastin time
ASD	atrial septal defect
ASO	arteriosclerosis obliterans
AVG	arteriorvenous graft
BCS	Budd-Chiari syndrome
BI-RADS	breast imaging-reporting and data system
CDFI	color Doppler flow imaging
CDT	catheter directed thrombolysis
CEAP	clinical features，etiology，anatomic distribution，pathophysiology
CNB	core needle biopsy
CT	computed tomography
CTA	CT angiography

续表

CVC	central venous catheter
CWD	continuous-wave Doppler
DCIS	ductal carcinoma in situ
DIC	disseminated intravascular coagulation
DRE	digital rectal examination
DSA	digital subtraction angiography
Duplex	duplex Doppler scanning
DVT	deep venous thrombosis
ELISA	enzyme linked immunosorbent assay
ESMO	European society for medical oncology
EuroSCORE	European system for cardiac operative risk evaluation
EVAR	endovascular aneurysm repair
F	france
FIB	fibrinogen
FLR	future liver remnant volume
FMD	fibro-muscular dysplasia
FNAB	fine needle aspiration biopsy
FT3	free thyroxine 3
FT4	free thyroxine 4
G	gauge
HC	hemodialysis catheter
HCC	hepatocellular carcinoma
HIV	human immunodeficiency virus
ICE	intracardiac echocardiography
IFAP	iatrogenic femoral artery pseudoaneurysm
in.	inch
INR	international normalized ratio
IVCF	inferior vena cava filter

IVP	intravenous pyelography
IVUS	intravascular ultrasound
LVEF	left ventricular ejection fraction
MRA	magnetic resonance angiography
MRI	magnetic resonance imaging
NCCN	National Comprehensive Cancer Network
NPBL	nonpalpable breast lesion
PDA	patent ductus arteriosus
PE	pulmonary embolism
PEIT	percutaneous ethanol injection therapy
PICC	peripherally inserted central catheter
PMT	percutaneous mechanical thrombectomy
PORT	implantable venous access port
PSA	prosatae specific antigen
PT	prothrombin time
PTA	percutaneous transluminal angioplasty
PTC	percutaneous transhepatic cholangiography
PTCD	percutaneous transhepatic cholangial drainage
PTGD	percutaneous transhepatic gallbladder drainage
PTH	parathyroid hormone
PTS	post-thrombosis syndrome
PVE	portal vein embolization
RAS	renal artery stenosis
RECIST	response evaluation criteria in solid tumors
RFA	radio frequency ablation
RTOG	radiotherapy oncology group
SLN	sentinel lymph node
STS	the Society of Thoracic Surgeon

TACE	transcatheter arterial chemoembolization
TASC	transAtlantic inter-society consensus
TAVR	transcatheter aortic valve replacement
TCT	thin-prep cytology test
TEE	transesophageal echocardiography
Tg	thyroglobulin
TgAb	thyroglobulin antibodies
TPOAb	thyroidperoxidase antibodies
TPS	treatment planning system
TRUS	transrectal ultrasound
TSH	thyroid stimulating hormone
TT	thrombin time
TTE	transthoracic echocardiography
UGC	ultrasound-guided compression
UGTI	ultrasound-guided thrombin injection
VAS	visual analogue scales
VSD	ventricular septal defect

参考文献

［1］GOLDBERG B B，POLLACK H M.Ultrasonic aspiration transducer[J]. Radiology，1972，102（1）：187-189.

［2］HOLM H H，KRISTENSENK J K，RASMUSSEN S N，et al.Ultrasound as a guide in percutaneous puncture technique[J].Ultrasonics，1972，10（2）：83-86.

［3］曹海根.超声导向穿刺诊断与治疗 [M].北京：人民卫生出版社，1989.

［4］董宝玮.临床介入性超声学 [M].北京：中国科学技术出版社，1990.

［5］陈敏华，梁萍，王金锐.中华介入超声学 [M].北京：人民卫生出版社，2017.

［6］中国医师协会超声医师分会.中国介入超声临床应用指南 [M].北京：人民卫生出版社，2017.

［7］CROSS P A，POLLER D.The Bethesda thyroid terminology and progresss towards international agreement on thyroid FNA cytology reporting [J]. Cytopathology，2010，21（2）：71-74.

［8］SCHMIDT R L，WITT B L，LOPEZ-CALDERON L E，et al.The influence of rapid onsite evaluation on the adequacy rate of fine-needle aspiration cytology：a systematic review and meta-analysis[J]. Am J Cin Pathol，2013，139（3）：300-308.

［9］WITT B L，SCHMIDT R L.Rapid onsite evaluation improves the adequacy of fine-needle aspiration for thyroid lesions：a systematic review and meta-analysis[J]. Thyroid，2013，23（4）：428-435.

［10］李乾，王彬，邵玉红，等.超声引导下甲状腺结节粗针活检取材满意率及结节治疗方法的预测 [J]. 中华医学杂志，2014，94（11）：859-862.

［11］高瑞锋，张全斌，王彬，等.超声引导下穿刺组织学检查在甲状腺结节

诊断中的临床应用 [J]. 影像研究与医学应用, 2019, 3（11）: 181–182.

［12］沈立新. 超声引导下聚桂醇硬化治疗出血性结节性甲状腺肿的应用价值 [J]. 中国超声医学杂志, 2016, 32（12）: 1063–1065.

［13］袁华芳, 李泉水, 赵齐羽, 等. 超声引导下聚桂醇硬化治疗甲状腺囊性病变的疗效及安全性分析 [J]. 中国超声医学杂志, 2016, 32（8）: 677–680.

［14］PAPINI E, BIZZARRIB G, BIANCHINI A, et al. Percutaneous ultrasound-guided laser ablation is effective for treating selected nodal metastases in papillary throid cancer[J]. J Clin Endocrinol Metab, 2013, 98（1）: E92–E97.

［15］中国医师协会甲状腺肿瘤消融治疗技术专家组, 中国抗癌协会甲状腺癌专业委员会, 中国医师协会介入医师分会超声介入专业委员会, 等. 甲状腺良性结节、微小癌及颈部转移性淋巴结热消融治疗专家共识（2018版）[J]. 中国肿瘤, 2018, 27（10）: 768–773.

［16］SCHUELLER G, JAROMI S, PONHOLD, et al.US-guided 14-gauge core-needle breast biopsy : results of a validation study in 1352 cases[J]. Radiology, 2008, 248（2）: 406–413.

［17］LEE S H, KIM E K, KIM M J, et al.Vacuum-assisted breast biopsy under ultrasonographic guidance : analysis of a 10-year experience[J]. Ultrasonography, 2014, 33（4）: 259–266.

［18］姜玉新, 荣雪余, 孙强, 等. 乳腺肿块的术前超声引导定位 [J]. 中华超声影像学杂志, 2000, 9（11）: 646–647.

［19］张春, 禹雪, 张永辉, 等. 超声引导下 14G 空心针穿刺活检对乳腺结节的诊断价值 [J]. 中华普通外科杂志, 2019, 34（10）: 867–870.

［20］孙登华, 孙亮, 孙光, 等. 超声引导下射频消融治疗乳腺良性肿瘤 [J]. 中华乳腺病杂志（电子版）, 2013, 7（6）: e 451–453.

［21］韩峰, 李安华, 邹如, 等. 超声引导颈部淋巴结活检的对比研究 [J]. 中国超声医学杂志, 2008, 24（10）: 363–366.

［22］PROSCH H, STRASSER G, SONKA C, et al. Cervical ultrasound（US）and US-guided lymph node biopsy as a routine procedure for staging of lung cancer[J]. Ultraschall Med, 2007, 28（6）: 598–603.

［23］WANG L P，GE M H，XU D，et al. Ultrasonography-guided percutaneous radiofrequency ablation for cervical lymph node metastasis from thyroid carcinoma[J]. J Cancer Res Ther，2014，10（Suppl）：C144–C149.

［24］MAURI G I，COVAL L，TONDOLO T，et al.Percutaneous laser ablation of metastatic lymph nodes in the neck from papillary thyroid carcinoma：preliminary results[J]. J Clin Endocrinol Metab，2013，98（7）：E1203–E1207.

［25］BALLAL R S，MAHAN 3RD E F，NANDA N C，et al.Utility of transesophageal echocardiography in interatrial septal puncture percutaneous mitral balloon commissurotomy[J]. Am J Cardiol，1990，66（2）：230–232.

［26］SREERAM N，SUTHERLAND G R，GEUSKENS R et al.The role of transesophogeal echocardiography in adolescents and adult with congenital heart defects[J]. Eur Heart J，1991，12（2）：231–240.

［27］张运 . 介入性超声心动图学 [M]. 济南：山东科学技术出版社，2000 .

［28］李治安 . 经食管超声心动图学 [M]. 北京：人民卫生出版社，1997.

［29］SEPEHRIPOUR A H，GARAS G，ATHANASIOU T，et al.Robotics in cardiac surgery[J]. Ann R Coll Surg Engl，2018，100（Suppl 7）：22–33.

［30］BRESCIA F，BIASUCCI D G，FABLANI F，et al.A novel ultrasound-guided approach to the axillary vein：Oblique-axis view combined with in-plane puncture[J]. J Vasc Access Actions，2019，11，20（6）：763–768.

［31］叶赞凯、李志强、伊寒露，等 . 单纯超声心动图引导下的经皮及经胸封堵儿童动脉导管未闭的对比研究 [J]. 中国循环杂志，2019，34（10）：990–993.

［32］许波、李炳臣 . 先天性心脏病介入治疗进展 [J]. 中国误诊学杂志，2005，5（5）：850–851.

［33］MORRAY B H.Ventricular septal defect closure devices，techniques，and outcomes[J]. Interv Cardiol Clin，2019，8（1）：1–10.

［34］中国医师协会心血管内科分会先心病工作委员会 . 常见先天性心脏病介入治疗中国专家共识一、房间隔缺损介入治疗 [J]. 介入放射学杂志，2011，20（1）：3–9.

［35］中国医师协会心血管内科分会先心病工作委员会.常见先天性心脏病介入治疗中国专家共识二、室间隔缺损介入治疗［J］.介入放射学杂志，2011，20（2）：87-92.

［36］中华医学会心血管病分会结构性心脏病学组，中国医师协会心血管内科医师分会结构性心脏病专业委员会.中国动脉导管未闭介入治疗指南2017[J].中国介入心脏病学杂志，2017，25（5）：241-248.

［37］VAINRIB A F，HARB S C，JABER W，et al.Left atrial appendage occlusion/exclusion：Procedural image guidance with transesophageal echocardiography[J]. J Am Soc Echocardiogr，2018，31（4）：454-474.

［38］中国医师协会心血管内科医师分会结构性心脏病专业委员，中华医学会心血管病学分会结构性心脏病学组.经导管主动脉瓣置换术中国专家共识［J］.中国介入心脏学杂志，2015，23（12）：661-667.

［39］汪浩，沙巴尔·肉孜阿吉，马翔，等.经导管主动脉瓣置换术相关并发症的现状与进展［J］.中国介入心脏学杂志，2017，25（10）：594-597.

［40］中华医学会心血管病学分会结构性心脏病学组，中国医师协会心血管内科医师分会结构性心脏病专业委员.经皮肺动脉瓣置入术中国专家建议［J］.中国医学前沿杂志（电子版），2016，8（10）：e 20-24.

［41］ENRIQUEZ A，SAENZ L C，ROSSO R，et al.Use of intracardiac echocardiography in interventional cardiology：Working with the anatomy rather than fighting it[J]. Circulation，2018，22，137（21）：2278-2294.

［42］MA T，YU M Y，LI J W，et al. Multi-frequency intravascular ultrasound（IVUS）imaging[J]. IEEE Trans Ultrason Ferroelectr Freq Control，2015，62（1）：97-107.

［43］贾玉和，林瑶，刘俊，等.在心内三维超声指导下经皮心内膜室间隔射频消融术治疗肥厚型梗阻性心肌病合并晕厥的临床应用研究［J］.中国循环杂志，2020，35（7）：638-644.

［44］于铭，韩增辉，周晓东，等.超声引导下心包积液穿刺及置管引流的临床研究［J］.临床超声医学杂志，2007，9（1）：25-26.

［45］陈洪，艾伟民，杨洪，等.超声引导下中心静脉导管留置引流心包积液的应用价值［J］.实用心脑肺血管病杂志，2011，19（10）：1747-1748.

［46］OJALEHTO M，TIKKAKOSKI T，RISSANEN T，et al .Ultrasond-guided

Percutaneous thoracoabdominal biopsy[J]. Acta Radiol, 2002, 43（2）: 152-158.

[47] CHANDRA S, CHANDRA H, SINDHWANI G.Role of rapid on-site evaluation with cyto-histopathological correlation in diagnosis of lung lesion[J]. J Cytol, 2014, 31（4）: 189-193.

[48] 任柳琼, 吕发勤, 胡剑秋, 等. 超声引导下穿刺活检术对肺周围型结节的诊断价值 [J]. 中国超声医学杂志, 2017, 33（4）: 296-299.

[49] 薛海燕, 金志斌, 李燕, 等. 超声引导下经皮肺穿刺与支气管镜肺活检在肺周围型占位病变中的诊断价值分析 [J]. 医学影像学杂志, 2020, 30（12）: 2336-2339.

[50] 王淞, 杨薇, 张晖, 等. 超声造影在肺周占位穿刺活检的应用价值 [J]. 介入放射学杂志, 2014, 23（6）: 482-486.

[51] 张园园, 谭石, 孙彦, 等. 高频超声造影引导周围型肺实变穿刺活检的临床研究 [J]. 中华超声影像学杂志, 2019, 28（6）: 517-520.

[52] 赖全图, 顾萍, 陈卫群. 超声引导射频消融治疗肺肿瘤的临床观察 [J]. 实用癌症杂志, 2013, 28（6）: 768-769.

[53] 赵咏梅, 王昂, 宋维舒, 等. 超声引导射频消融在肺癌治疗中的应用 [J]. 中国卫生标准管理, 2019, 10（3）: 24-26.

[54] 林建萍, 何滟, 程颖. 超声引导疑难胸腔积液穿刺定位的应用 [J]. 中国介入影像与治疗学, 2010, 7（5）: 598-599.

[55] 刘连凤, 李航, 刘军杰, 等. 超声引导下穿刺活检胸部病变诊断正确率的影响因素分析. 临床肺科杂志, 2015, 20（8）: 1380-1384.

[56] 宋建琼, 肖兵, 王海思, 等. 彩色多普勒超声引导下胸部病变穿刺活检的临床应用 [J], 临床超声医学杂志, 2008, 10（5）: 332-333.

[57] 冯萍娟, 魏淑萍, 刘桂苏, 等. 超声引导下穿刺活检在胸部的临床应用 [J]. 中华全科杂志, 2011, 9（11）: 1798-1799.

[58] 刘方义, 于晓玲, 韩治宇, 等. 超声引导经皮穿刺活检枪在纵隔病变中的应用 [J]. 中国医学影像技术, 2008, 24（9）: 1459-1461.

[59] BOYUM J H, ATWELL T D, SCHMIT G D, et al. Incidence and risk factors for adverse events related to imaging-guided liver biopsy[J]. Mayo Clin Proc, 2016, 91（3）: 329-335.

［60］PICCININO F, SAGNELLI E, PASQUALE G, et al. Complictions following percutaneous liver biopsy. A multicenter retrospective study on 68 276 biopsies[J]. J Hepatol, 1986, 2（2）: 165-173.

［61］LITTLE A F, FERRIS J V, DODD 3RD G D, et al.Image-guided percutaneous hehatic biopsy : effect of ascites on the complication rate[J]. Radiology, 1996, 199（1）: 79-83.

［62］VAN DER POORTEN D, KWOK A, LAM T, et al.Twenty-year audit of percutaneous liver biopsy in a major Australian teaching hospital[J]. Intern Med J, 2006, 36（11）: 692-699.

［63］FIRPI R J, SOLDEVILA-PICO C, ABDELMALEK M F, et al. Short recovery time after percutaneous liver biopsy : should we change our current practice?[J]. Clin Gastroenterol Hepatol, 2005, 3（9）: 926-929.

［64］WONG K P, et al.Percutaneous drainage of pyogenic liver abscesses[J]. World J Surg, 1990, 14（4）: 492-497.

［65］WONG W M, WONG B C Y, HUI C K, et al.Pyogenic liver abscess : retrospective analysis of 80 cases over a 10-year period[J]. J Gastroenterol Hepatol, 2002, 17（9）: 1001-1007.

［66］ZEREM E, HADZIC A.Sonographically guided percutaneous catheter drainage versus needle aspiration in the management of pyogenic liver abscess[J]. AJR AM J Roentgenol, 2007, 189（3）: W138-W142.

［67］RAJAK C L, GUPTA S, JAIN S, et al.Percutneous treatment of liver abscesses : needle aspiration versus catheter drainage[J]. Am J Roentgenol, 1998, 170（4）: 1035-1039.

［68］梁萍, 曹兵生, 董宝玮, 等. 超声引导下活检和囊肿脓肿引流治疗的临床应用 [J]. 中国超声医学杂志, 2002, 18（1）: 75-76.

［69］杨晓伟, 于晓玲, 程志刚, 等 . 超声引导下经皮穿刺置管引流在肝脓肿治疗中的应用 [J]. 解放军医学学报, 2014, 35（2）: 109-111.

［70］LOHELA P.Ultrasound-guided drainages and sclerotherapy[J]. Eur Radiol, 2002, 12（2）: 288-295.

［71］MOORTHY K, MIHSSIN N, HOUGHTON P W.The management of simple hepatic cysts : sclerotherapy or laparoscopic fenestration[J]. Ann R

Coll Surg Engl, 2001, 83（6）: 409-414.

[72] VAN SONNENBERG E, WROBLICKA J T, DAGOSTINO H B, et al. Symptomatic hepatic cysts : percutaneous drainage and sclerosis[J]. Radiology, 1994, 190（2）: 387-392.

[73] BLONSKI W C, CAMPBELL M S, FUAUST T, et al.Successful aspiration and ethanol sclerosis of a large, symptomatic.simple liver cyst : case presentation and review of the literature[J]. World J Gastroenterol, 2006, 12 : 2949-2954.

[74] 包作伟, 张伟民, 邵诊, 等 . 超声引导聚桂醇硬化治疗单纯性肝囊肿疗效及安全分析 [J]. 介入放射学杂志, 2014, 6（23）: 520-522.

[75] 章建全, 盛建国, 卢峰, 等 . 超声引导下经皮注射聚桂醇硬化治疗肝、肾囊肿 [J]. 中华超声影像学杂志, 2013, 22（6）: 505-507.

[76] 尹明, 王中阳 . 超声介入聚桂醇硬化治疗肝肾囊肿疗效研究 [J]. 中华医学超声杂志（电子版）, 2013, 10（8）: e 619-621.

[77] 黎永滨, 谢婷婷, 钟洁瑜, 等 . 聚桂醇在囊肿硬化的临床应用文献综述 [J]. 罕见疾病杂志, 2018, 25（4）: 73-74.

[78] SHANKAR S, VAN SONNENBERG E, SILVERMAN S G, et al. Interventional radiology procedures in the liver. Biopsy, drainage, and ablation[J]. Clin Liver Dis, 2002, 6（1）: 91-118.

[79] 何文 . 实用介入性超声学 [M]. 北京: 人民卫生出版社, 2012.

[80] 陈敏华 . 肝癌射频消融—基础与临床 [M]. 北京: 人民卫生出版社, 2009.

[81] LIVRAGHI T, MELONI F, DI STASI M, et al.Sustained complete response and complications rates after radiofrequency ablation of very early hepatocellular carcinoma in cirrhosis : Is resection still the treatment of choice?[J]. Hepatology, 2008, 47（1）: 82-89.

[82] KHAN M R, POON R T, NG K K, et al.Comparison of percutaneous and surgical approaches for radiofrequency ablation of small and medium hepatocellular carcinoma[J].Arch Surg, 2007, 142（12）: 1136-1143.

[83] BRUIX J, SHERMAN M. Management of hepatocellular carcinoma. Practice guidleline[J]. Hepatology, 2005, 42（5）: 1208-1236.

[84] 陈敏华, 严昆, 杨薇, 等 . 343 例肝恶性肿瘤射频消融疗效及并发症 [J].

北京大学学报（医学版），2005，37（3）：292–296.

[85] 尹珊珊，王艳滨，杨薇，等. 高龄原发性肝癌射频治疗疗效分析 [J]. 中华老年多器官疾病杂志，2005，4（3）：191–195.

[86] 潘振宇，范志毅，陈敏华. 老年肝脏肿瘤病人射频消融治疗的麻醉 [J]. 肿瘤学杂志，2008，14（4）：289–291.

[87] SOLBIATI L，IERACE T，GOLDBERG S N，et al.Percutaneous US-guided radiofrequency ablation of liver metastases：treatment and follow-up in16 patients[J]. Radiology，1997，202（1）：195–203.

[88] 陈敏华，杨薇，严昆，等. 超声造影对确定肝癌射频消融范围及治疗策略的应用价值 [J]. 中华超声影像学杂志，2006，15（3）：193–197.

[89] LAM V W，NG K K，CHOK K S，et al.Incomplete ablation after radiofrequncy ablation of hepatocellular carcinoma：analysis of risk factors and prognostic factors[J]. Ann Surg Oncol，2008，15（3）：782–790.

[90] DE BAERE T，RISSE O，KUOCH V，et al.Adverse events during radiofrequency treatment of 582 hepatic tumors[J]. AJR Am J Roentgenol，2003，181（3）：695–700.

[91] CHOPRA S，DODD 3RD G D，CHANIN M P，et al.Radiofrequency ablation of tumors adjacent to the gallbladder：feasibility and safty[J]. AJR Am J Roentgenol，2003，180（3）：697–701.

[92] LIVRAGHI T，GOLDBERG S N，LAZZARONI S，et al.Hepatocellular carcinoma：radiofrequency ablation of medium and large lesion[J]. Radiology，2000，214（3）：761–768.

[93] 李凯，许尔蛟. 介入性超声的临床应用 [M]. 广州：华南理工大学出版社，2018.

[94] 陈敏华，刘吉斌，严昆，等. 超声引导射频消融治疗肝脏恶性肿瘤 [J]. 中华超声影像学杂志，2001，10（7）：404–407.

[95] 陈敏华，严昆，武金玉，等. 超声引导射频消融术对 131 例肝癌的治疗及并发症探讨 [J]. 中华普通外科杂志，2002，17（9）：520–522.

[96] 陈敏华. 影像指导肝癌射频消融规范化治疗 [J]. 中华医学杂志，2015，95（27）：2129–2132.

[97] 杨薇，梁梓南. 肝癌射频消融治疗的临床应用现状与进展. 中华医学超声

杂志（电子版），2020，17（4）：e 289-295..

［98］PHILLIPS G，BANK S，KUMARI-SUBAIYA S，et al.Percutaneous ultrasound-guided puncture of the gallbladder（PUPG）[J]. Radiology，1982，145（3）：769-772.

［99］CHOPRA S，DODD 3RD G D，MUMBOWER A L，et al.Treatment of acute cholecystitis in non-critically ill patients at high surgical risk：comparison of clinical outcomes after gallbladder aspiration and percutaneous cholecystostomy[J]. AJR Am J Roentgenol，2001，176（4）：1025- 1031.

［100］RADDER R W. Ultrasonically guided percutaneous catheter drainage for gallbladder empyema[J]. Diag Imag，1980，49（6）：330-333.

［101］曲锰，吕保印，靳华，等.超声引导经皮经肝胆囊穿刺防止胆漏及注药溶石的方法 [J].中华超声影像学杂志，1992，1（1）：29-31.

［102］经翔，杜智，丁建民，等 . 普通超声探头引导 PTGD 治疗高危急性化脓性胆囊炎 [J].天津医药，2007，35（9）：711-712.

［103］赵连蒙，赵晗，杨秀华，等 . 超声引导下经皮经肝胆囊穿刺置管引流术的临床应用 [J].中华消化外科杂志，2011，10（6）：459-460.

［104］JANG J W，LEE S S，SONG T J，et al.Endoscopic ultrasound-guided transmural and percutaneous transhepatic gallbladder drainage are comparable for acute cholecystitis[J]. Gastroenterology，2012，142（4）：805-811.

［105］吕海龙，姜玉峰，彭心宇，等 . 经皮经肝胆囊穿刺置管引流术后并发症的防治 [J].中国普通外科杂志，2012，21（2）：235-237.

［106］MAKUUCHI M，BEPPU T，KAMIYA K，et al.Echo Guided Percutaneou Transhepatic Cholangiography with Puncture Transducer[J]. Japanese Journal of Surgery，1978，8（3）：165-175.

［107］林礼务，叶真，薛恩生，等 .US-PTCD 在胆道急症中的应用 [J].中国超声医学杂志，1988，4（S1）：38-39.

［108］TAKADA T，YASUDA H，HANYU F.Technique and management of percutaneou transhepatic cholangial drainage for treating an obstructive jaundice[J]. Hepatogastroenterology，1995，42（4）：317-322.

［109］高上达，何以玫，林晓东，等 . 超声引导经皮经肝胆管引流的技术探讨

[J]. 中华肝胆外科杂志，2004，10（7）：488-489.

［110］MAO R，XU E J，LI K，et al.Usefulness of contrast-enhanced ultrasound in the diagnosis of biliary leakage following T-tube removal[J]. J Clin Ultrasound，2010，38（1）：38-40.

［111］经翔，杜智，王毅军，等.超声引导经皮经肝胆管引流术并发症分析 [J]. 中华肝胆外科杂志，2010，16（8）：600-603.

［112］BRANDT K R，CHARBONEAU J W，STEPHENS D H，et al.CT-and US-guided biopcy of the pancreas[J].Radiology，1993，187（1）：99-104.

［113］董宝玮，梁萍，于晓玲，等.彩色多普勒超声引导经皮穿刺活检胰腺占位性病变的临床价值 [J]. 中华超声影像学杂志，2001，10（4）：219-221.

［114］金震东，邹晓平，李兆申，等.超声引导下胰腺肿块组织学检查的价值 [J]. 第二军医大学学报，2003，23（5）：489-490.

［115］NEFF R.Pancreatic pseudocysts and fluid collections：percutaneous approaches[J]. Surg Clin North Am，2001，81（2）：399-403.

［116］GROSSO M，GANDINI G，CASSINIS M C，et al. Percutaneous treatment（including pseudocystogastrostomy）of 74 pancreatic pseudocysts[J]. Radiolgy，1989，173（2）：493-497.

［117］KARLSON K B，MARTIN E C，FANKUCHEN E I，et al.Percutaneous drainage of pancreatic pseudocysts and abscesses[J]. Diagnostic Radiology，1982，142（3）：619-624.

［118］MACERLEAN D P，BRYAN P J，MURPHY J J，et al.Pancreatic pseudocysts：Management by ultrasonically guided aspiration[J]. Gastrointest Radiology，1980，5（3）：255-257.

［119］GERZOF S G，JOHNSON W C，ROBBINS A H，et al.percutaneous drainage of infencted pancreatic pseudocysts[J]. Arch Surg，1984，119（8）：888-893.

［120］BOGGS B R，POTTS III J R，PESTIER R G，et al.Five year experience with pancreatic pseudocysts[J]. Am J Surg，1982，144（12）：685-688.

［121］BARKIN J S，SIMTH S R，PEREIRAS J R，et al.Therapeutic

percutaneous aspiration of pancreatic peudocysts[J]. Dig Dis Sci, 1981, 26（7）: 585-586.

［122］杨婷, 邱晓珏, 丁伟伟, 等. 超声内镜引导下注射聚桂醇治疗胰腺真性囊肿的护理体会 [J]. 中华肿瘤防治杂志, 2018, 25（2）: 198-199.

［123］朱烨明. 经皮穿刺引流术治疗胰腺假性囊肿疗效观察 [J]. 中国卫生标准管理, 2020, 11（9）: 48-49.

［124］罗鸿昌, 孙珊珊, 张伟, 等. 超声引导下经皮穿刺置管序贯治疗胰腺假性囊肿远期疗效观察 [J]. 内科急危重症杂志, 2016, 22（2）: 109-110, 139.

［125］张庆玮. 超声引导下经皮穿刺引流术治疗胰腺假性囊肿的疗效观察 [J]. 医学综述, 2016, 22（20）: 4149-4151.

［126］巩照华, 赵文英, 付彪, 等. 急性胰腺炎早期巨大胰腺假性囊肿 B 超定位引导经皮穿刺引流治疗的价值研究 [J]. 辽宁医学杂志, 2016, 30（3）: 21-22.

［127］赵丽君. B 超引导下经皮穿刺引流在胰腺炎治疗后早期胰腺假性囊肿治疗中的应用 [J]. 医药前沿, 2017, 7（4）: 220-221.

［128］杨子云, 张海蓉, 何佳薇. 胰腺假性囊肿治疗的研究进展 [J]. 世界最新医学信息文摘, 2019, 19（88）: 36-37.

［129］雷一鸣, 麦兴盛, 李涛, 等. 超声引导经皮穿刺引流治疗胰腺假性囊肿的效果 [J]. 临床医学研究与实践, 2018, 3（35）: 48-49.

［130］张华, 杨怀才, 王伟民. B 超定位引导经皮穿刺引流治疗急性胰腺炎早期巨大胰腺假性囊肿 27 例 [J]. 陕西医学杂志, 2012, 41（10）: 1342-1343.

［131］黄斯诚, 黄湘秦. 胰腺假性囊肿的诊疗进展 [J]. 中国普通外科杂志, 2017, 26（3）: 367-374.

［132］MOULI V P, SREENIVAS V, GARG P K.Efficacy of conservative treatment, without necrosectomy, for infected pancreatic necrosis : a systematic review and meta-analysis[J]. Gastroenterology, 2013, 144（2）: 333-340.

［133］HOLT B A, VARADARAJULU S.The endoscopic management of pancreatic pseudocysts（with videos）[J]. Gastrointest Endosc, 2015, 81

（4）：804-812.

［134］VARADARAJULU S，CHRISTEIN J D，TAMHANE A，et al.Prospective randomized trial comparing EUS and EGD for transmural drainage of pancreatic pseudocysts（with videos）[J]. Gastrointest Endosc，2008,68（6）：1102-1111.

［135］NEFF R.Pancreatic pseudocysts and fluid collections：percutaneous approaches[J]. Surg Clin North Am，2001，81（2）：399-403.

［136］GROSSO M，GANDINI G，CASSINIS M C，et al.Percutaneous treatment （including pseudocystogastrostomy）of 74 pancreatic pseudocysts[J]. Radiolgy 1989，173（2）：493-497.

［137］CARAWAY N P，FANNING C V.Use of fine-needle aspiration biopsy in the evaluation of splenic lesions in a cancer center[J]. Diagn Cytopathol，1997，16（4）：312-316.

［138］PATEL N，DAWE G，TUNG K.Ultrsound-guided percutaneous splenic biopsy using an 18-G core biopsy needle：our experience with 52 cases[J]. Br J Radiol，2015，88（1055）：20150400.

［139］WOOD B J，BATES S.Radiofrequency thermal ablation of a splenic metastasis [J]. J Vasc Interv Radiol，2001，12（2）：261-263.

［140］YU J，LIANG P，YU X L，et al. Ultrasound-guided percutaneous microwave ablation of splenic metastasis：Report of four cases and literature review[J]. Int J Hyperthermia，2011，27（5）：517-522.

［141］LIU Q D，SONG Y，ZHOU N X，et al. Radiofrequency ablation of splenic tumors：a case series [J]. J Gastrointestin Liver Dis，2013，22（1）：105-108.

［142］于杰，梁萍，于晓玲，等.超声引导经皮微波消融脾肿瘤的疗效分析 [J]. 南方医科大学学报 . 2015，35（3）：333-337.

［143］高永艳，梁萍，李春伶，等.超声引导 2450 MHz 水冷式微波电极高功率脾脏消融的实验研究 [J]. 中国超声医学杂志，2007，23（6）：411-413.

［144］LIANG P，GAO Y Y，ZHANG H，et al.Microwave ablation in the spleen for treatment of secondary hypersplenism：a preliminary study[J]. Am J

Roentgenol, 2011, 196（3）: 692-696.

［145］彭红艳, 余松, 远贺飞, 等.超声引导冷循环微波消融治疗继发性脾功能亢进的初步研究 [J]. 中国超声医学杂志, 2017, 33（6）: 530-532.

［146］WINTER T C, LEE JR F T, HINSHAW J L. Ultrasound-guided biopsies in the abdomen and pelvis[J]. Ultrasound Q, 2008, 24（1）: 45-68.

［147］杨海英, 李英琪, 樊安华, 等.彩超引导下不同部位组织活检的体会 [J]. 中国介入影像与治疗, 2010, 7（4）: 422-424.

［148］邹继彬, 王开灿.腹腔肿物细针穿刺细胞学诊断 [J]. 广东医学, 2000, 21（6）: 469.

［149］MEHDI G, MAHESHWARI V, AFZAL S, et al.Image-guided fine-needle aspiration of retroperitoneal masses: The role of the cytopathologist[J]. J Cytol, 2013, 30（1）: 36-41.

［150］GAZELLE G S, MUELLER P R.Abdominal abscess.Imaging and intervention[J]. Radiol Clin North Am, 1994, 32（5）: 913-932.

［151］MEN S, AKHAN O, KOROGLU M.Percutaneous drainage of abdominal abscess[J]. Eur J Radiol, 2002, 43（3）: 204-218.

［152］VAN SONNENBERG E, D'AGOSTINO H B, CASOLA G, et al. Percutaneous abscess drainage: current concepts[J]. Radiology, 1991, 181（3）: 617-626.

［153］崔伟珍, 陈焕伟, 甄作均, 等.超声引导经皮穿刺置管引流治疗腹腔脓肿 [J]. 临床超声医学杂志, 2007, 9（10）: 626-628.

［154］顾国胜, 任建安, 陈军, 等.经腹腔穿刺器置双套管引流治疗腹腔脓肿 [J]. 中华胃肠外科杂志, 2011, 14（7）: 509-510.

［155］刘金湘, 施成章, 纪明章, 等.超声引导下经皮穿刺置管引流治疗重症急性胰腺炎后继发腹膜后脓肿 [J]. 中国医学影像技术, 1995, 15（12）: 924-925.

［156］KORBET S M, VOLINI K C, WHITTIER W L.Percutaneous renal biopsy of native kidneys: a single-center experience 1055 biopsies[J]. Am J Neprol, 2014, 39（2）: 153-162.

［157］HERGESELL O, FELTEN H, ANDRASSY K, et al.Safty of ultrasound-guided percutaneous renal biopsy-retrospective ananlysis of 1090 consective cases[J]. Nephrol Dial Transplant，1998，13（4）：975–977.

［158］PARRISH A E. Complications of percutaneous renal biopsy：a review of 37 years experience[J]. Clin Nephrol，1992，38（3）：135–141.

［159］SILVERMAN S G，GAN Y U，MORTELE K J，et al. Renal masses in the adult patient：the role of percutaneous biopsy[J]. Radiology，2006，240（1）：6–22.

［160］MARCONI L，DABESTANI S，BLAM T，et al.Systematic review and meta-analysis of diagnostic accuracy of percutaneous renal tumor biopsy[J]. Eur Urol，2016，69（4）：660–673.

［161］陈敏华，董宝玮，李建国，等 . 超声引导穿刺术对肾脏疾病的应用 [J]. 中国泌尿外科杂志，1985，6（6）：325–327.

［162］蒋珺，陈亚青，周永昌，等 . 超声引导下经皮肾穿刺活检术并发症分析 [J]. 中国超声医学杂志，2006，22（11）：858–860.

［163］刘颖，宋希双，付启忠，等 . 经皮肾穿刺活检术对肾脏小肿瘤的诊断 [J]. 中华全科医师杂志，2012，11（1）：57–59.

［164］PEDERSON J F，COWAN D F，KRISTENSEN J K，et al.Ultrasonically-Guided Percutaneous Nephrostomy：Report of 24 cases[J]. Radiology，1976，119（2）：429–431.

［165］高小峰，孙颖浩，来丽丽，等 . 超声引导经皮肾穿刺造瘘术（附 110 例报告）[J]. 中华泌尿外科杂志，2004，25（5）：310.

［166］经翔，定建民，王克明，等 . 超声引导经皮穿刺肾造瘘术治疗肾积水的临床分析 [J]. 中国超声医学杂志，2008，24（5）：472–474.

［167］TORP-PEDERSON S，LEE F，LITTRUP P J，et al.Transrectal biopsy of the prostate guided with transrectal US：longitudinal and multiplanar scanning[J]. Radiology，1989，170（1Pt1）：23–27.

［168］撒应龙，徐月敏，陈亚菁，等 . 超声引导下经会阴穿刺活检在前列腺癌诊断中的价值 [J]. 中华泌尿外科杂志，2001，22（11）：27–29.

［169］张翀宇，芮文斌，吴瑜璇，等 . 经直肠超声引导下经会阴前列腺穿刺 315 例分析 [J]. 中华泌尿外科杂志，2005，26（10）：703–705.

［170］陈思阳，杜源，邵强，等 . 直肠 B 超引导下经会阴 24 针前列腺穿刺活检术的并发症分析 [J]. 中华老年医学杂志，2013，32（12）：1337–

1338.

［171］张宇，田野 . 前列腺穿刺方法及阳性预测因素研究进展 [J]. 国际外科学杂志，2017，44（3）：207-211.

［172］翟振兴，钟甘平，杨立，等 . 超声引导下经直肠与经会阴途径前列腺穿刺活检术的比较 [J]. 中国微创外科杂志，2020，20（5）：405-408.

［173］MOHSEN T，GOMHA M A.Treatment of symptomatic simple renal cysts by percutaneous aspiration and ethanol sclerotherapy[J]. BJU Int，2005，96（9）：1369-1372.

［174］赵春利，李进中 .B 超引导下经皮穿刺注入聚桂醇治疗单纯肾囊肿的疗效观察 [J]. 天津医学，2013，41（3）：267-268.

［175］韦红霞，束笑霞，李斌义 . 聚桂醇在单纯性肾囊肿硬化治疗中的应用价值 [J]. 介入放射学杂志，2016，25（12）：1094-1097.

［176］MCGOVERN F J，WOOD B J，GOLDBERG S N，et al.Radiofrequency ablation of renal cell carcinoma via imaging guided needle electrodes[J]. J Urol，1999，161（2）：599-600.

［177］周永昌，陈亚青 . 泌尿系疾病超声诊断与介入治疗 [M]. 北京：科学技术文献出版社，2002.

［178］徐繁华，胡兵 . 经皮射频消融治疗肾癌 [J]. 中国医学影像技术，2006，22（5）：779-781.

［179］范谨，于晓玲，谯朗，等 . 超声诊断肾上腺占位性病变的价值 [J]. 中国医学影像杂志，2008，24（2）：247-250.

［180］WANG Y，LIANG P，YU X，et al.Ultrasound-guidedd percutaneous microwave ablation of adrenal metastasis;preliminary results[J]. Int J Hyperth，2009，25（6）：455-461.

［181］MENDIRATTA-LATA M，BRENNAN D D，BROOK O R，et al.Efficacy of radiofrequency ablation in the treatment of small functional adrenal neoplasms[J]. Radiology，2011，258（1）：308-316.

［182］MATHEVET P，DARGENT D. Role of ultrasound guided puncture in the management of ovarian cysts[J]. J Gynecol Obstet Biol Reprod（Paris），2001，30（1 Suppl）：S53-S58.

［183］BALAT O，SARAC K，SONMEZ S. Ultrasound guided aspiration of benign ovarian cysts：an alternative to surgery?[J]. Eur J Radiol，1996，22（2）：136-137.

［184］LEE C L，LAI Y M，CHANG S Y，et al.The management of ovarian cysts by sono-guided transvaginal cyst aspiration[J]. J Clin Ultrasound，1993，21（8）：511-514.

［185］周军，谭建福，郭瑞强，等.介入硬化剂聚桂醇治疗子宫内膜异位囊肿的实验研究［J].中华超声影像学杂志，2013，22（6）：535-538.

［186］国家放射与治疗临床研究中心，中华医学会超声分会超声介入学组，中国医师协会介入医师分会委员会，等.卵巢子宫内膜异位囊肿超声引导下穿刺硬化治疗专家共识[J].中华超声影像学杂志，2020，29（12）：1013-1024.

［187］周永昌，郭万学.超声医学[M].5版.北京：科学技术文献出版社，2006.

［188］KONERMANN W，WUISMAN P，EIIERMAN A，et al.Ultrasonographically guided needle biopsy of benign and malignant soft tissue and bone tumors[J]. J Ultrasound Med，2000，19（7）：465-471.

［189］KOSKI J M.Ultrasound guided injections in rheumatology [J].J Rheumatol，2000，27（9）：2131-2138.

［190］ADLER R S，SOFKA C M .Percutaneous ultrasound -guided injections in the musculoskeletal system[J]. Ultrasound Q，2003，19（1）：3-12.

［191］邓学东，刘吉斌.骨骼肌肉疾病的超声介入诊断与治疗［J].临床超声医学杂志，2004，6（5）：288-290.

［192］D'AGOSTINO M A，SCHMIDT W A. Ultrasound-guided injections in rheumatology：actual knowledge on efficacy and procedures[J]. Best Pract Res Clin Rheumtol，2013，27（9）：283-294.

［193］杰拉德·马兰加.超声引导下肌骨介入治疗 [M].卢漫，崔立刚，郑元义，等译.北京：科学出版社，2017.

［194］雅各布森.肌骨超声必读（M）.王月香，译.北京：科学出版社，2017.

［195］庾广文，黄丹，丁清和，等.肌骨超声引导下穿刺减压联合肩峰下注射治疗肩关节钙化性肌腱炎的短期疗效［J].中国骨科临床与基础研究杂志，2019，11（03）：161-165.

［196］段志泉，张强．实用血管外科学［M］．沈阳：辽宁科学技术出版社，1999.

［197］袁丁，文晓蓉，赵纪春，等．彩色多普勒超声辅助无造影剂腹主动脉瘤 合并髂内动脉瘤腔内覆膜支架修复术［J］．中国普外基础与临床杂志，2018，25（6）：728-734.

［198］中华医学会外科学分会血管外科学组．下肢动脉硬化闭塞症诊治指南（上）［J］．中国血管外科杂志（电子版），2015，7（3）：e 145-151.

［199］中华医学会外科学分会血管外科学组．下肢动脉硬化闭塞症诊治指南（下）［J］．中国血管外科杂志（电子版），2015，7（4）：e 229-238.

［200］凌瑞，陈江浩，孟庆杰．超声辅助下外周动脉闭塞性疾病的腔内治疗［J］．中华普通外科学文献（电子版），2015，9（1）：e 55-59.

［201］中国医疗保健国际交流促进会血管疾病高血压分会专家共识起草组．肾动脉狭窄的诊断和处理中国专家共识［J］．中国循环杂志，2017，32（9）：835-844.

［202］李彬．粥样硬化性肾动脉狭窄的支架置入术：当前的困惑与未来［J］．中国循环杂志，2015，30（3）：304-305.

［203］吴佳，王海洋．腹主动脉瘤的发病机制研究进展［J］．医学综述，2019，25（6）：1110-1116.

［204］刘长建，刘昭．腹主动脉瘤腔内修复术后内漏的诊断和处理［J］．中国血管外科杂志（电子版），2014，6（3）：e 129-131.

［205］国家卫生和计划生育委员会经外科途径心血管疾病介入诊疗专家工作组．常见心血管疾病经外科途径进行介入诊疗的专家共识［J］．中国循环杂志，2017，32（2）：105-119.

［206］葛志通，李建初．超声介入治疗在血管疾病中的应用［J］．协和医学杂志，2020，1（1）：62-67.

［207］中华医学会放射学分会介入学组．下腔静脉滤器置入术和取出术规范的专家共识（第2版）［J］．中华医学杂志，2020，100（27）：2092-2101.

［208］中国医师协会介入医师分会，中华医学会放射学分会介入专业委员会，中国静脉介入联盟．下肢深静脉血栓形成介入治疗规范的专家共识（第2版）［J］．介入放射学杂志，2019，28（1）：1-9.

［209］孙厚启，胡杨刚，陈轩，等．超声介入在治疗血管外科疾病中的应用现状 [J]. 血管与腔内血管外科杂志，2018，4（2）：163-168.

［210］朱澄妍，张炜炜，邱君斓，等．超声引导下和无引导置管溶栓治疗下肢深静脉血栓的对比研究 [J]. 中国血管外科杂志（电子版），2017，9（3）：e 195-198.

［211］中华医学会放射学分会介入学组．布－加综合征介入诊疗规范的专家共识 [J]. 中华放射学杂志，2010，44（4）：345-349.

［212］中国医师协会腔内血管学专业委员会腔静脉阻塞专家委员会．布加综合征亚型分型的专家共识 [J]. 临床肝胆病杂志，2017，33（7）：1229-1235.

［213］韩冰，黄英俊，张宏光，等．超声引导腔内治疗联合分流术治疗布－加综合征的疗效观察 [J]. 中国普外基础与临床杂志，2012，19（1）：72-76.

［214］下肢浅静脉曲张诊治共识微循环专家组．下肢浅静脉曲张诊治微循环专家共识 [J]. 中华老年多器官疾病杂志，2020，19（1）：1-6.

［215］中华医学会外科学分会血管外科学组．慢性下肢静脉疾病诊断与治疗中国专家共识 [J]. 中国血管外科杂志（电子版），2014，6（3）：e 143-151.

［216］马力，闫盛．医源性股动脉假性动脉瘤的诊疗进展 [J]. 中国药物与临床，2020，20（1）：47-49.

［217］李海华，徐强，王哲．超声引导下凝血酶治疗医源性股动脉假性动脉瘤的 Meta 分析 [J]. 临床超声医学杂志，2019，21（3）：197-201.

［218］姚佐懿，罗菲菲，周翔宇，等．超声引导下经皮凝血酶注射对医源性股动脉复杂假性动脉瘤的应用研究 [J]. 重庆医学，2017，46（4）：450-452.

［219］陆明晰，李华，叶有新，等．介入超声在移植血管动静脉内瘘血栓复合手术中的应用 [J]. 中华超声影像学杂志，2017，26（1）：38-42.

［220］多普勒超声腔内心电一体化引导建立和维护中心血管通路专家共识专家组，张海军，邹英华．多普勒超声腔内心电一体化引导建立和维护中心血管通路专家共识 [J]. 中国介入影像与治疗学，2020，17（4）：193-197.

［221］龚金玲，潘旭，李祥琳，等．超声引导经皮穿刺中心静脉导管置入的临床价值 [J]. 临床超声医学杂志，2011，13（1）：43-44.

［222］钱丰，刘艳萍，王中，等 . 彩色多普勒超声引导经外周穿刺置入中心静脉导管 [J]. 中国医学影像技术，2010，26（2）：275-277.

［223］孙凤芝，李永杰，李东，等 . 超声在锁骨下静脉中心静脉置管中的价值分析 [J]. 中华医学超声杂志（电子版），2011，8（3）：e 77-80.

［224］游节委，李赞，廖双梅，等 . 超声引导下行 PICC 置管前后静脉血栓防治方法的探讨 [J]. 中国中西医结合影像学杂志，2019，17（3）：321-323.

［225］TINKOFF G，ESPOSITO T J，REED J，et al.American Association for the Surgery of Trauma Organ Injury Scale I：spleen，liver，and kidney，validation based on the National Trauma Data Bank[J]. J Am Coll Surg，2008，207（5）：646-655.

［226］吕发勤，唐杰，李文秀，等 . 超声造影引导肝脾创伤介入性治疗的实验研究 [J]. 中华超声影像学杂志，2008，17（3）：254-257.

［227］徐艳君，周晓东，于铭，等 . 超声造影引导下局部注射止血剂治疗肾创伤出血短期疗效的实验研究 [J]. 中华医学超声杂志（电子版），2011，8（3）：e 468-473.

［228］任小龙，闫瑞玲，王秀丽，等 . 超声造影在诊断腹部实质脏器损伤及引导微创止血治疗中的作用 [J]. 临床超声医学杂志，2013，15（10）：691-693.

［229］张惠琴，梁峭嵘，唐杰，等 . 肝外伤的超声造影分级及与 CT、手术结果对照研究 [J]. 中华超声影像学杂志，2007，16（10）：875-877.

［230］吕发勤，唐杰，罗渝昆，等 . 超声造影在腹部实质脏器创伤快速分类治疗中的价值 [J]. 中华医学超声杂志（电子版），2009，6（1）：e 25-30.

［231］盖宝东，金仲田，舒振波，等 . ^{125}I 粒子植入治疗胰腺癌术后并发症分析 [J]. 中华普通外科杂志，2007，22（11）：873-874.

［232］郭道宁，王鸿智，王东，等 . 超声引导下经皮穿刺 ^{125}I 粒子植入治疗胰腺癌的临床应用 [J]. 中国超声医学杂志，2008，24（1）：53-55.

［233］詹嘉，常才，陈悦，等 . 超声引导下 ^{125}I 放射性粒子近距离治疗前列腺癌 [J]. 中国超声医学杂志，2011，27（5）：444-447.

［234］杜思韵，付平，盖保东，等 . 超声引导下经皮穿刺植入放射性 ^{125}I 粒子治疗腹部恶性肿瘤 [J]. 中华医学超声杂志（电子版），2019，16（2）：e 142-146.

［235］中华医学会核医学分会.放射性 ¹²⁵I 粒子植入治疗恶性实体肿瘤技术质量管理核医学专家共识（2019 年版）[J]. 中华核医学与分子影像杂志，2020，40（11）：673–678.

［236］李婷，崔峰，付伟，等.放射性粒子植入治疗局部复发性肺癌的疗效评价 [J]. 医学影像学杂志，2020，30（9）：1620–1623.

［237］王俊杰，唐近天，黎功.放射性粒子近距离治疗肿瘤 [M]. 北京：北京医科大学出版社，2001：66–97.

［238］甄鹏，张学峰，兰丽君，等.放射性 ¹²⁵I 粒子植入治疗颈部淋巴转移癌 放疗后复发 [J]. 中华临床医师杂志（电子版），2010，4（6）：e 810–813.

［239］中国微循环学会周围血管疾病专业委员会.聚桂醇注射液治疗下肢静脉曲张微循环专家共识 [J]. 血管与腔内血管外科杂志 2020，6（5）：377–381.

［240］李龙，张迪，曾欣巧，等.制作 1% 聚桂醇泡沫硬化剂的最佳液 – 气比 [J]. 介入放射学杂志，2015，24（5）：418–421.

［241］RABE E，BREU F X，CAVEZZI A，et al. European guidelines for sclerotherapy in chronic venous disorders[J]. Phlebology，2014，29（6）：338–354.

［242］曹名波，张炳勇，白阳秋，等.内镜下聚桂醇注射治疗食管静脉曲张的临床应用分析 [J]. 医药论坛杂志，2015，36（2）：22–26.

［243］罗军，李安华，周红雁，等.新型硬化剂聚桂醇治疗体表囊性病变的临床研究 [J]. 中国普通外科杂志，2012，21（12）：1061–1062.

［244］蒋朝龙，李虎，史高峰，等.α - 糜蛋白酶囊内冲洗联合聚桂醇囊内注射在腘窝囊肿硬化治疗中的应用 [J]. 中外医学研究，2017，15（22）：5–7.

［245］钱少圭，陈磊，白晓光，等.大隐静脉腔内激光消融联合泡沫硬化治疗静脉曲张性溃疡 [J]. 中国介入影像与治疗学，2018，15（2）：73–76.

［246］冉峰，刘长健，刘晨，等.聚桂醇泡沫硬化剂治疗下肢静脉曲张的疗效 [J]. 江苏医药，2012，38（7）：849–850.

［247］贾琪，吴丹明，王成刚，等.射频闭合术联合泡沫硬化剂注射治疗下肢静脉曲张 [J]. 中国微创外科杂志，2011，11（5）：452–453.

［248］谭最.下肢静脉曲张的泡沫硬化治疗及若干问题的探讨 [J]. 微创医学，2012，7（4）：337–339.

附　图

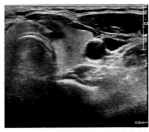

图 1　超声引导下甲状腺结节细针
抽吸细胞学检查二维声像图

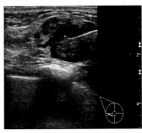

图 2　超声引导下乳腺肿块穿刺
活检术二维声像图

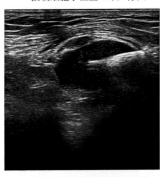

图 3　超声引导下浅表淋巴结（图 A）及重叠淋巴结（图 B）穿刺活
检术二维声像图

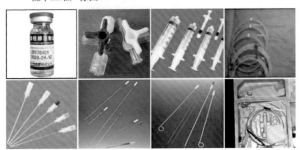

图 4　聚桂醇注射液，穿刺针，三通阀，5mL、10mL 注射器及不同型
号 PTC 穿刺针和引流管（来源于中国硬化网）

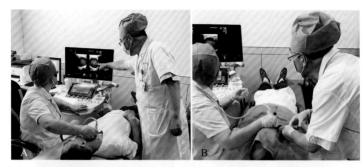

图 5　甲状腺囊肿扫查（图 A）及超声引导下对甲状腺囊肿的穿刺引流和聚桂醇硬化治疗术场景（图 B）

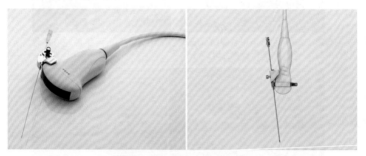

图 6　超声大凸阵探头配备穿刺引导器（图 A）及小凸阵探头配备穿刺引导器（图 B）

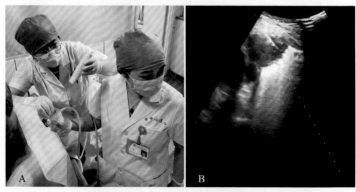

图 7　超声引导下肺肿瘤穿刺活检术场景（图 A）及声像图显示穿刺针（图 B）

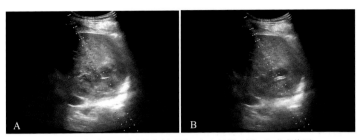

图 8　超声引导下肝脓肿穿刺（图 A）和置管（图 B）术声像图

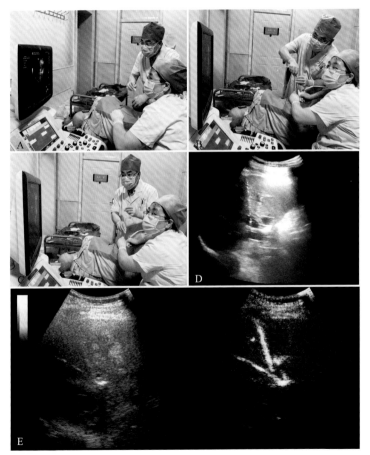

图 9　超声引导下经皮经肝胆管穿刺置管引流术场景（图 A ～图 C）、二维声像图
　　　（图 D）及经肝内胆管超声造影声像图（图 E）

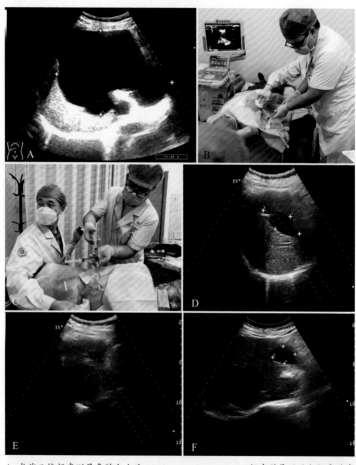

A. 术前二维超声测量囊肿大小为 14.49 cm×10.69 cm；B. 超声引导下巨大肝囊肿穿刺置管引流术；C. 超声引导下巨大肝囊肿穿刺置管硬化治疗术；D. 穿刺置管抽液和硬化治疗术中二维声像图；E. 穿刺硬化治疗术后即刻二维声像图；F. 穿刺硬化治疗术后 4 个月二维超声测量囊肿大小为 2.98 cm×2.22 cm

图 10 巨大肝囊肿

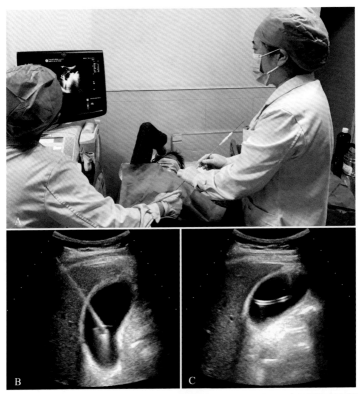

图 11　超声引导下经皮经肝胆囊穿刺置管引流术场景（图 A）、经皮经肝胆囊穿刺
　　　　声像图（图 B）及胆囊置管声像图（图 C）

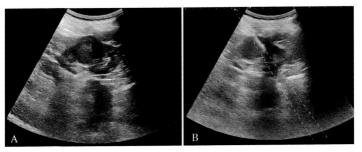

图 12　肾脏实性占位（图 A）及超声引导下肾脏实性占位穿刺活检术（图 B）二维
　　　　声像图

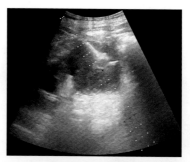

图 13 超声引导下肾脏穿刺活检术二维声像图

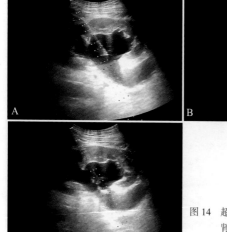

图 14 超声引导下肾盂穿刺（图 A）、
肾盂穿刺置入导丝（图 B）及肾
盂穿刺置管（图 C）术声像图

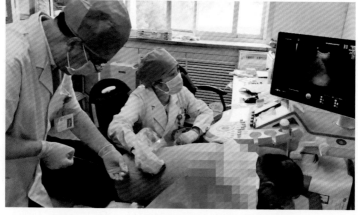

图 15 超声引导下肾囊肿穿刺引流与聚桂醇硬化治疗术

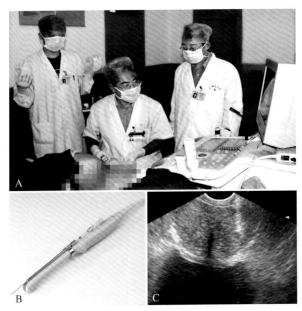

图 16　经直肠腔内超声引导前列腺活检术场景（图 A）、经直肠腔
内超声探头配备穿刺引导器（图 B）及直肠腔内超声引导下
经直肠前列腺穿刺活检术二维声像图（图 C）

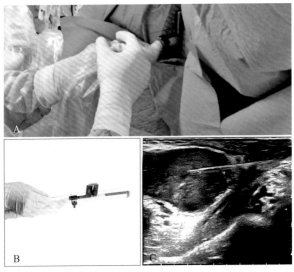

图 17　直肠腔内双平面探头引导经会阴前列腺穿刺术场景（图 A）、直
肠腔内双平面探头配备穿刺引导器（图 B）及直肠腔内超声引
导下经会阴前列腺穿刺活检术二维声像图（图 C）

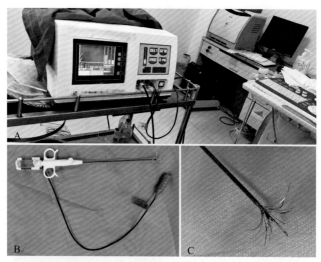

图 18　射频治疗仪（图 A）、射频消融针和导线（图 B）及多极射频消融
　　　针（图 C）实物

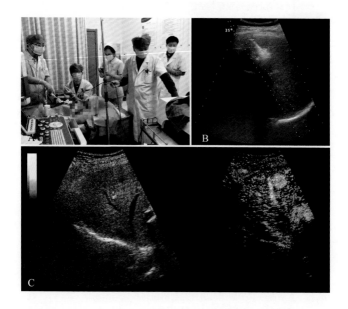

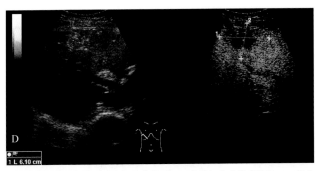

A. 术中场景；B. 术中操作射频针声像图；C. 术前超声造影声像图；D. 术后即刻超声造影评价疗效声像图

图 19　超声引导下肝癌射频消融术

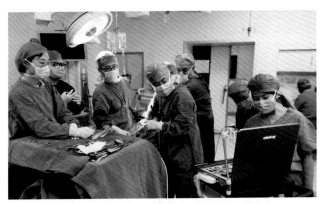

图 20　胃癌肝转移术中超声引导定位与活检术场景

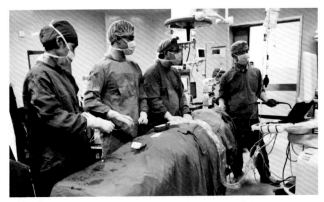

图 21　经食管超声心动图引导心脏介入术场景

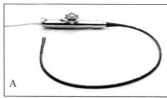
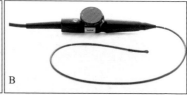

图 22　成人经食管超声探头（图 A）及新生儿经食管超声探头（图 B）

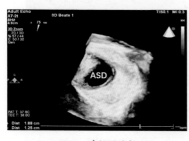
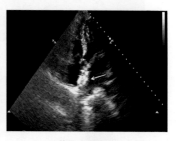

ASD：房间隔缺损

图 23　先天性心脏病房间隔缺损三维食管　图 24　经胸超声监测先天性心脏病房
超声声像图　　　　　　　　　　　　　　间隔缺损封堵

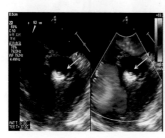
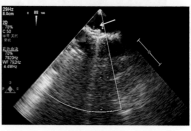

箭头：封堵器　　　　　　　　　　　　　箭头：封堵器

图 25　经食管超声心动图监测先天　图 26　经食管超声心动图监测先天性心脏病动
性心脏病室间隔缺损封堵术　　　　　脉导管未闭封堵后图像

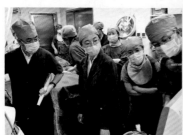
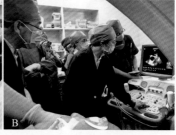

图 27　经食管超声心动图监测和引导左心耳封堵术场景（图 A）及声像图（图 B）

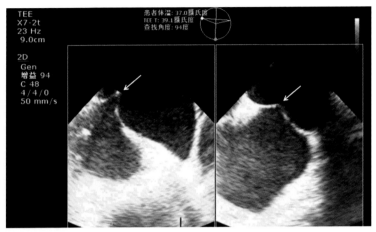

图 28　双平面超声引导穿刺房间隔行左心耳封堵术声像图（箭头）

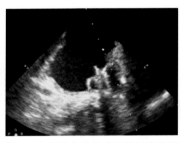

图 29　左心耳术后超声监测封堵器压缩比声像图

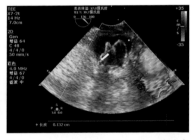

图 30　左心耳封堵器边缘可探及少许残余漏声像图（箭头）

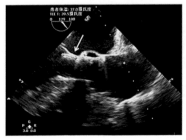

图 31　TAVR 术中释放人工瓣后对置入深度的监测声像图（箭头）

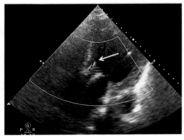

图 32　经胸超声心动图监测 TAVR 术中可见少量瓣周漏（箭头）

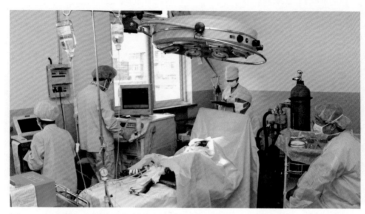

图 33　山西医科大学第六医院超声科实验室。图示研究生正在做犬心脏缺血模型超声实验研究

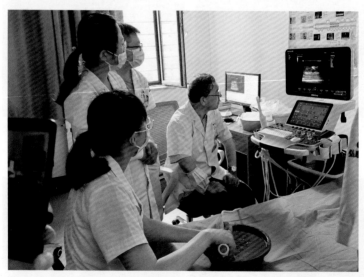

图 34　开展超声引导下对模型穿刺准确性的教学实验，培养介入性超声医学人才梯队

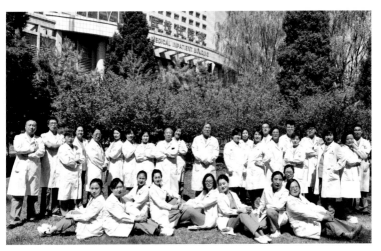

图 35　2020 年山西医科大学第六医院 – 介入性超声团队合影留念

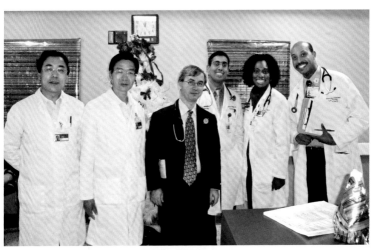

图 36　张全斌教授于 2009—2010 年在 Emory University 医学院做访问学者期间与 Crawford W.Long 医院医生合影留念（图中左第一位为张全斌教授）

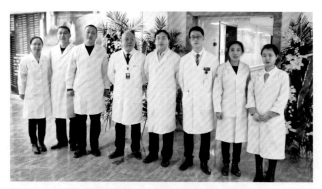

图 37　2016 年张全斌教授带领山西医科大学第六医院介入超声团队部分医师访问浙江大学医学院附属第二医院，图示在该院超声介入病区与黄品同教授合影留念（图中左第四位为黄品同教授，右第四位为张全斌教授）

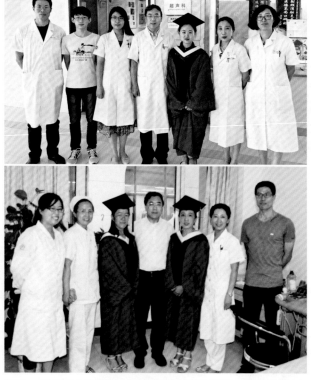

图 38　山西医科大学第六医院超声科重视研究生培养，教学相长促进介入性超声医学的发展